Carl-Auer

Für meine Töchter
Sinja und Esha

Cornelia Hammer

Im Körper zu Hause sein

Mit Zapchen Somatics zu Leichtigkeit und Wohlbefinden

Vierte Auflage, 2025

Themenreihe »Reden reicht nicht!?«
hrsg. von Michael Bohne, Gunther Schmidt
und Bernhard Trenkle
Reihengestaltung: Uwe Göbel
Umschlagfoto: © izf/shutterstock
Redaktion: Nicola Offermanns
Satz: Drißner-Design u. DTP, Meßstetten
Printed in Germany
Druck und Bindung: CPI books GmbH, Leck

FSC www.fsc.org MIX Papier | Fördert gute Waldnutzung FSC® C083411

CPI klimaneutral Mehr Bäume.Weniger CO_2

Vierte Auflage, 2025
ISBN 978-3-8497-0302-8 (Printausgabe)
ISBN 978-3-8497-8193-4 (ePUB)

Bibliografische Information der Deutschen Nationalbibliothek:
Die Deutsche Nationalbibliothek verzeichnet diese Publikation
in der Deutschen Nationalbibliografie; detaillierte bibliografische
Daten sind im Internet über http://dnb.d-nb.de abrufbar.

Informationen zu unserem gesamten Programm, unseren Autoren
und zum Verlag finden Sie unter: **https://www.carl-auer.de/**
Dort können Sie auch unseren Newsletter abonnieren.

Carl-Auer Verlag GmbH
Vangerowstraße 14 • 69115 Heidelberg
Tel. +49 6221 6438-0 • Fax +49 6221 6438-22
info@carl-auer.de

Inhalt

Geleitwort

Dieses Buch ist eine wundervolle Einladung in den Raum des Zapchen.

Cornelia Hammer ist eine erfahrene Lehrerin. Mit Klarheit, rückhaltloser Hingabe und mit Humor beschreibt sie, wie wir das Feld des Well-Being (in seiner tiefsten Bedeutung) betreten können.

Möge diese Einladung viele Menschen erreichen und viele Herzen berühren!

Julie Henderson, Ph.D.
Lama Tsoknyi Palmo Sanjay Khandro

Vorwort

Was ist Zapchen? Gähnen, Nickerchen machen, Körperteile schwingen, schaukeln, seufzen, summen, hocken, sich strecken, aufstehen und sich hinlegen, »lustiges Sprechen« mit verformtem Mund, Wangen oder Lippen, lachen, kichern, hüpfen, schnauben, trampeln, stampfen. Das sind die Aktivitäten, an die man (wieder) herangeführt wird, wenn man damit anfängt, Zapchen Somatics zu üben. Wenn man diese Liste liest, könnte man denken, dass das ziemlich albernes, lächerliches oder sogar verrücktes Zeug ist, so wie ich das dachte in den ersten Momenten eines Zapchen-Einführungsworkshops, den Cornelia Hammer angeboten hat. Schnell jedoch begann ich zu merken, dass Zapchen Teile meines Seins und meiner Präsenz auf eine Weise berührt, wie es 30 Jahre Achtsamkeits-Vipassana-Meditation nicht getan haben, obgleich die Achtsamkeitsmeditation mir doch profunde Einsichten in die Natur der Erfahrung und der Welt gewährt hat.

Zapchen jedoch bot mir eine Rückkehr zu den ursprünglichsten, kindgleichen Formen von Offenheit, Freundlichkeit, Sanftheit, aber auch Rohheit der Bewusstheit; eine Art der Präsenz, die *vor* der Sozialisierung und kulturellen Anpassung liegt, die in den ersten Jahren der Kindheit schnell Form annimmt. Diese Prozesse von Kultur und Sozialisation ändern uns alle auf wesentliche Arten, notwendig vielleicht, um effektiv in der Gesellschaft zu funktionieren. Aber sie verringern auch schrittweise und effektiv unsere frühe Unschuld, unseren reinen, ungefilterten Kontakt mit der Welt, unsere jugendliche und kindliche Kraft der Präsenz und das Fehlen von Hemmung. Meine kurze Erfahrung mit Zapchen machte mir auch deutlich, warum ich so eine riesige Freude empfinde, wenn ich mit meinen Enkelkindern spiele und dabei zu diesen frühesten Formen von Präsenz zurückkehre und herumhüpfe und »alberne« Bewegungen, Geräusche und Grimassen mache. Auf eine sehr greifbare Art scheint Zapchen etwas zu sein wie nach Hause kommen, über »Erziehung« hinaus und davor zu gehen, zu den frühesten Formen der Präsenz zurückzukehren, in denen Freude und Traurigkeit sich noch nicht in mentale Erzählungen, Täuschungen und Fiktionen verwandelt haben. Das könnte es sein, was Zapchen denen anbietet, die bereit sind für eine kurze Zeit ihre Zweifel und ihr »Erwachsensein« zur Seite zu legen.

Cornelia Hammers Buch bietet eine sehr hilfreiche, klare und liebevolle Einführung in Zapchen und seine Übungen, geschrieben von einer begabten Psychotherapeutin, die ihr eigenes praktisches Wissen und ihre Fähigkeiten, Zapchen zu unterrichten, über mehrere Jahrzehnte entwickelt hat.

Dr. Paul Grossman
emeritierter Forschungsleiter der Abteilung für Psychosomatik und Innere Medizin der Universitätsklinik Basel
Leiter des Europäischen Zentrums für Achtsamkeit in Freiburg

Dank

Zunächst und vor allem an Julie Henderson, die mit großem Mut und unendlicher Hingabe die Übungsweise Zapchen entwickelt hat. Vieles von dem, was sie bereits vor Jahrzehnten gelehrt hat, wird erst jetzt als neue wissenschaftliche Erkenntnis angesehen und durch Studienergebnisse gestützt. Dank auch an ihre Art der Vermittlung, die Zapchen zu einem lebendigen, immer weiter wachsenden Raum hat werden lassen, der mehr und mehr Menschen berührt und in sich aufnimmt.

Dank an die Zapchen-Sangha, die in vielen Jahren liebevolle Begleitung in einem Prozess der Erweiterung und gleichzeitigen Vertiefung war.

Besonderen Dank an meine beiden Kollegen in unserem Zapchen Tsokpa Institut in Kassel – meinen Mann Bernhard Hammer, mit dem mich so unendlich vieles verbindet, und meine Kollegin und vor allem Freundin und Wegbegleiterin Marlies Winkler für wertvolle Korrekturen und hilfreiche Gespräche zur Klärung. Im jahrelangen gemeinsamen Unterrichten sind wir neue und ungewöhnliche Wege der Zusammenarbeit gegangen und haben uns gegenseitig ermutigt, der Intuition und dem großen Raum zu vertrauen, in dem Zapchen aufblüht.

Dank an alle Menschen, die neugierig genug waren und sind, Erfahrungen mit Zapchen zu machen. Menschen, die Zeit und Energie investieren, um sich auf ein Üben einzulassen, das allmählich zu einer Seinsweise wird. Dank für all die geteilten Stunden und Erfahrungen.

Dank vor allem auch an die tibetisch-buddhistischen Lehrer, die Zapchen unter ihre weitgespannten Flügel genommen haben. Bairo Tulku Rinpoche, der im September 2017 gestorben ist und dessen liebende Präsenz uns im Zapchen weiter begleitet. Seine Heiligkeit Gyalwang Drukpa, der selbst in viel beschäftigen Zeiten ein Ohr für unsere Anliegen hat und dessen Belehrungen auf vielen Retreats uns einen weiten Raum geöffnet haben.

Dank auch an Gunthard Weber, den »Anstifter« dieses Buches, dessen freundliche Einladung und Ermunterung mich zum Schreiben verlockt hat; an meine Schwester Annette Marschall, die die erste Fassung des Manuskriptes gelesen hat und mir Mut gemacht hat; an meine Kollegen im Institut für wertvolle Korrekturen und hilfreiche Gespräche zur Klärung.

Und herzlichen Dank an das Team des Carl-Auer Verlags für die große Unterstützung und dabei besonders an Ralf Holtzmann und Nicola Offermanns für das fein abgestimmte Lektorat, das dem Text doch auch seine Eigenheit gelassen hat.

Cornelia Hammer
Kassel, im Februar 2019

Einführung

Nach 25 Jahren eigener Erfahrung und nach gut 20 Jahren, in denen ich andere Menschen in der Übungsweise *Zapchen*[1] unterrichtet habe, ist dieses Buch entstanden.

Es möge eine Einladung sein, sich mit schlichten und sehr einfachen Übungen zurückzubesinnen auf die Fülle, die Freude und das Wohlgefühl, das dem einfachen Sein innewohnt, wenn wir uns dafür öffnen können.

Es gibt nichts zu erreichen, es gibt nichts, wofür man sich besonders anstrengen müsste, es gibt nur die Einladung, Hingabe und Vertrauen ins Leben zu entwickeln, sie zu vertiefen und zu genießen, was dabei nach und nach auftaucht.

Das klingt unglaublich einfach – und ist es auch. Je einfacher, desto wirkungsvoller.

In der gesellschaftlichen Situation, in der wir uns befinden, wird es immer dringender notwendig, Boden, Anker und Orientierung zu finden in den schnellen und großen Veränderungsprozessen und in den verunsichernden Fragen, die sich uns stellen.

Immer wieder weisen vor allem Neurowissenschaftler und Philosophen darauf hin, dass sowohl zur Versicherung als auch zur Orientierung das Gefühl für uns selbst, für uns als Körper, besonders wichtig ist. Wir brauchen es, um zu wissen und vor allem zu spüren, wer wir sind und was wir wirklich brauchen.

Die Rückbesinnung auf »mich selbst« ist keine Flucht vor den drängenden Fragen, sondern eine Erforschung der Basis des Menschseins, die sowohl Bedürfnisse deutlich macht als auch Sensibilisierung schafft. Hier kann sich eine Kreativität entfalten, mit der wir den Herausforderungen begegnen können. Bei den Übungen in diesem Buch finden sich keine Antworten auf die immer drängenderen Fragen und Krisensituationen (wie z. B. Digitalisierung, Klimawandel, Globalisierung oder auch die geopolitische Situation), aber es gibt Hinweise, wie wir inmitten von allem unser Menschsein spüren, es verlebendigen und zur Basis unserer Entscheidungen machen können.

1 Aussprache von »*Zapchen*« etwa: »Tsap-tschenn«

Wozu dieses Buch?

Unsere Grundbedürfnisse sind schlicht und meist einfach zu erfüllen. Und wenn wir wahrnehmen, dass sie erfüllt sind, werden wir grundzufrieden und kommen dem Lebensglück schon nahe. Wir brauchen Sicherheit, Grundversorgung, soziale Verbundenheit bei klaren Grenzen, Wertschätzung für uns und die eigene Wertschätzung für das, was wir haben.

Wir leben in unserer Gesellschaft unter Bedingungen, die es den meisten von uns ermöglichen, diese Grundbedürfnisse zu erfüllen, und dennoch leben wir oft eher in Anspannung, Stress und Mühsal. Es geht dabei um Arbeits- und Lebensstrukturen, die uns belasten, stressen und unzufrieden machen. Es geht aber auch um »eingefleischte« Gewohnheiten, die uns von der bewussten Wahrnehmung der Fülle abschneiden. Und es geht um Gewohnheiten, die uns eher von der Zufriedenheit fernhalten, als uns für sie zu öffnen.

Zugleich haben wir als Menschen die Möglichkeit, unser Bewusstsein zu öffnen für die Erfahrung von Weite, Klarheit, großer Freude und einem tiefen Gefühl von Zuhausesein im Sein. Und wir tragen eine unbestimmte Sehnsucht mit uns, die uns darauf hinweist.

In diesem Buch sind Sie eingeladen, sich auf eine Übungsweise einzulassen, die Sie unterstützt, sich mit der Fülle wieder zu verbinden, dem einfachen Dasein Raum zu geben, größere Räume von Offenheit, Präsenz und Bewusstheit zu erleben. Womöglich entstehen daraus dann Impulse und Initiativen, die eigenen Lebensbedingungen in eine Richtung zu verändern, die Zufriedenheit und Glück unterstützt.

Aber zunächst geht es um das, was wir jetzt, hier, »inmitten von allem«, tun können, um unser »Well-Being« zu entwickeln. Dieses »Well-Being« ist der Überbegriff für ein Lebensgefühl, in dem wir mit unserer ursprünglichen Natur – mit der uns innewohnenden Weite, Klarheit, Freude und Offenheit – wieder mehr verbunden sind, Zufriedenheit und Glück wieder wahrnehmen und in dem es uns möglich ist, uns immer wieder mit diesem Ursprung unseres Seins zu verbinden.

Die Quelle

Die Übungen in diesem Buch, ihre Struktur, ihre Intention und das mitschwingende Verständnis dafür, wer wir als Menschen sind, gehen zurück auf Julie Henderson und die Übungsweise *Zapchen* oder auch *Zapchen somatics*, die sie entwickelt hat. Seit fast dreißig Jahren lehrt sie *Zapchen* auf mehreren Kontinenten und vermittelt ihr tiefes Wissen. Über zwanzig Jahre habe ich von ihr gelernt und begann vor vielen Jahren, selbst zu unterrichten und zu lehren. Mit tiefem Respekt, großer Dankbarkeit und liebevoller Verbundenheit versuche ich hier, ihren Lehren gerecht zu werden und ihre Sichtweise durch mein eigenes Sein durchscheinen zu lassen.

Viele der Übungen in diesem Buch folgen den sogenannten »Basics« des *Zapchen*, wie sie von Julie Henderson (2012) in ihrem Buch *Embodying Well-Being* beschrieben werden. Ich halte mich zum Teil eng an ihre Beschreibung, ohne jedes Mal neu auf das Buch zu verweisen. Alle Übungen, die direkt aus Julie Hendersons Buch *Embodying Well-Being*, dem *Summ-Buch* (Henderson 2007) oder ihrem Buch *Die Erweckung des Inneren Geliebten* (Henderson 2006) stammen, sind im Verzeichnis der Übungen (im Anhang) mit einem **Z** in Klammern (für *Zapchen*) gekennzeichnet.

Die Grundstruktur, der Aufbau der Übungsfolgen in diesem Buch, orientiert sich an einem Retreat, das ich 2016 für relative »Anfänger« im *Zapchen* auf dem Hofgut Rineck für das Wieslocher Institut für systemische Lösungen geleitet habe. Ich habe vertiefende Übungen und Erläuterungen hinzugefügt, die meine eigene Sicht wiedergeben und doch – so hoffe ich – dem Geist des *Zapchen* treu bleiben.

Die meisten der Übungen stammen aus dem breiten Feld der Basics des *Zapchen*. Dies sind Übungen für Menschen, die mit dem Üben beginnen, und stellen zugleich die immer vorhandene Basis für alle dar, die im Üben weitergehen. Es sind Übungen, die dafür geeignet sind, sie allein auszuprobieren (auch wenn sie im Feld einer übenden Gruppe ihre Wirkung stärker entfalten). Einige der Übungen sind weiterführende, zum Teil fortgeschrittenere Übungen, die man am besten im Rahmen einer Gruppe und mit Anleitung durchführt.

Zapchen ist ein weitgespanntes Feld, ein großer Raum – in dieser Übungsfolge hier wird lediglich der Geschmack des Übens deutlich. Es gibt eine große Vielfalt der Übungsweisen im *Zapchen*, und vieles kann sich nur in der längerdauernden Praxis unter Anleitung von autorisierten Übungsleitern[2] und vor allem *Zapchen*-Lehrern entfalten.

---

2 Zur besseren Lesbarkeit verzichte ich bei der Nennung von Personen auf die Ausformulierung beider Geschlechter. Selbstverständlich sind Frauen und Männer gleichermaßen angesprochen.

Das Üben kann sich dann vertiefen, neue Aspekte aufnehmen und ganz allmählich von einer »Übung« zu einer inneren Haltung und Seinsweise werden.

Eine Erläuterung der Übungsweise und des Kontextes, in dem sie steht, finden Sie am Ende des Buches. Dieses Kapitel steht bewusst nicht am Anfang, damit Sie bei der Lektüre ganz unvoreingenommen in die Praxis des *Zapchen* eintauchen können. Es steht Ihnen aber natürlich frei, diesen Abschnitt auch schon vorab zu lesen.

Hier nur so viel: *Zapchen* zu üben ist eine Einladung an uns als Körper und Geist, uns dem Wohlgefühl zu öffnen, das im Moment möglich ist. *Zapchen* folgt immer der direkten Erfahrung. Keine Erklärung, kein Konzept sind wichtiger als das, was sich durch Üben, Wahrnehmen und Erleben erschließt. Das Üben folgt der Wahrnehmung, nicht dem Konzept. Unser Geist wird eingeladen, sich der direkten, momentanen Wahrnehmung zu öffnen und sich davon zu verabschieden, Übungen zu machen, um ein vorgedachtes Ziel zu erreichen.

Sie selbst und das, was Sie erleben, sind das Einzige, was hier zählt.

Wie üben?

Sie sind eingeladen, die Übungen für sich auszuprobieren – so, wie Sie es möchten. Die Reihenfolge, die ich vorschlage, hat sich bewährt, Sie müssen aber keineswegs daran festhalten. Vielleicht finden Sie in der Mitte des Buches eine Übung, die gerade Ihren Bedürfnissen am meisten entspricht, dann beginnen Sie damit. Bleiben Sie offen in der Wahrnehmung der Übungen – immer wieder neu, immer wieder anders, immer wieder auch neugierig können Sie wahrnehmen, was die jeweilige Übung jetzt gerade in Ihnen bewirkt und wie es Ihnen damit geht.

Wichtig ist vor allem, immer ein bisschen zu üben, solange es wirklich Freude macht, und dann ein kleineres oder größeres Nickerchen zu machen. Das Nickerchen ist eine Einladung, das Gelernte zu integrieren und daraus zu lernen – ohne Anstrengung.

Behalten Sie beim Üben einen »Anfängergeist«, wie diese Haltung im Zen genannt wird. Der Anfängergeist meint die Haltung, in der wir unseren Geist immer wieder »leer« werden lassen und uns dem Üben immer wieder mit frischer Neugierde zuwenden. Und in dieser Haltung der Offenheit – dem Nichtwissen – können wir etwas entdecken, Neues erfahren und uns überraschen lassen.

Doch noch ein Hinweis

Behalten Sie beim Üben im Blick und in Ihrer Aufmerksamkeit, dass Ihr Körper nicht eine Maschine ist, die funktionieren soll, sondern dass er bewusst und intelligent auf die Intention von Übung und Berührung antwortet – dass der Körper selbst eine komplexe, nur auf gewissen Ebenen vom Äußeren getrennte Einheit ist, sozusagen »langsamer verkörperter Geist«, verkörperte Bewusstheit.

Die Übungen sind eine Einladung, dies intensiver wahrzunehmen, sich allmählich mehr mit dem Sein als verkörperter Präsenz und Bewusstheit zu verbinden.

Viel Vergnügen!

Für Menschen, die die Übungen in ihrem Arbeitskontext einführen möchten: Bitte lesen Sie die WICHTIGEN HINWEISE am Ende des Buches.

1 Sicherheit

Wir Menschen haben ein existenzielles Bedürfnis, uns sicher zu fühlen.

Inmitten von Körperprozessen, die ständige Veränderung bedeuten, und einem äußeren Lebensprozess, der uns unablässig mit Neuem konfrontiert, leben wir mit Gehirnen, die darauf aus sind, Sicherheit inmitten dieser Bewegung zu finden, indem wir Festigkeit und Beständigkeit suchen. Wir suchen Sicherheit genau da, wo sie nicht ist. Wir versuchen, Beziehungen, Gegenstände und Umstände zu sichern, indem wir festhalten, festmachen, kontrollieren und bestimmen. Unser »kleiner Geist« kann sich keine andere Art der Sicherheit vorstellen.

Mitten in einer Bewegung des Lebens, in der sich alles ständig verändert (bis hin zur Bewegung und Veränderung auf Zellebene), sind wir damit beschäftigt, Sicherheit zu finden, indem wir die Dinge beständiger machen, als sie sind. Im Wissen um die Vergänglichkeit versuchen wir, sie zu verleugnen und zu vergessen. Nur selten gelingt es uns, z. B. im Bewusstsein der eigenen Sterblichkeit zu leben »und jeden Tag zu feiern, als wäre es der letzte«.

Viele Meditationslehrer haben uns bereits darauf hingewiesen, wie hilfreich und unterstützend es ist, sich mehr mit der Realität unseres Lebens zu verbinden – so, wie es ist: bewegt, im Fluss, oft unabsehbar. Und gleichzeitig fällt es uns schwer. Wir bewegen uns ständig in diesem Dilemma zwischen der Suche nach Sicherheit und der Wahrnehmung von Veränderung und Bewegung, von der wir nicht wissen, wohin sie führt.

In diesem Kapitel finden Sie Übungen, die unser KörperSein zurückführen zur Wahrnehmung der Sicherheit, die im jeweiligen Moment vorhanden und spürbar ist. Übungen, die unseren Körper einladen, den sicheren Boden unter den Füßen zu spüren, das Dach über dem Kopf, den eigenen Raum, die Möglichkeit, sich zu entspannen und zu ruhen, wenn es guttut. Und die damit uns als KörperSein einladen, dem zu vertrauen, was im Moment da ist, was spürbar ist, uns hält und trägt. Und darüber hinaus sind Sie eingeladen, sich mit der Vergänglichkeit mehr anzufreunden.

Je mehr wir die momentane Sicherheit als Körper, im Körper spüren können, desto eher ist es möglich, die Bewegung der Veränderung wahrzunehmen, die immer gleichzeitig wirksam ist, und uns auch mit ihr vertraut zu machen.

Doch zunächst noch eine kleine Erläuterung zum Sprachgebrauch:

Was ist mit KörperSein gemeint?

Die Verbindung von Körper und Geist, das Verhältnis, das Körper und Bewusstheit zueinander haben, ist Gegenstand sowohl philosophischer Betrachtung als auch neurowissenschaftlicher Untersuchungen. Dabei unterscheiden sich die Herangehensweisen in der westlichen und der östlichen Kultur fundamental und sind in ihrer Unterschiedlichkeit nicht einfach zu erfassen.

Während die westliche Sicht sich aus einer historisch tradierten Trennung von Körper und Geist zu einer Erfassung der Verbindung zwischen beiden hinbewegt – wobei sowohl »Körper« als auch »Geist« eher als »Objekte« gesehen werden, als feststehende Entitäten -, begreift die östliche Sicht die Verbindung zwischen Körper und Geist eher als ein fließendes Ereignis, eine Verbindung, deren Verschmelzung erreicht werden kann (und soll) (Yuasa 1987).

Die Tendenz, Erlebtes konzepthaft zu verfestigen und zu verobjektivieren, die sich auch in der Struktur westlicher Sprachen ausdrückt, lässt Trennungen immer wieder da erscheinen, wo sie im lebendigen Prozess nicht sind. Dazu kommt die Tendenz, das eigene »Ich«, den Sitz des Bewusstseins, im Gehirn zu verorten und den Körper mit seinen Organen und Systemen als ein Anhängsel des Bewusstseins zu erleben.

In der westlichen Herangehensweise, auch im therapeutischen Kontext, entwickelt sich allmählich ein anderes Verständnis der Verbindung zwischen Körper und Geist, die dann als »Embodiment« bezeichnet wird (s. auch Hammer 2015).

Im *Zapchen* als Übungsweise spiegelt sich die Herangehensweise von »Somatics«, oder wie Julie Henderson es beschreibt: »In den letzten Jahren tat sich ein Gebiet auf, in dem das Studium des Menschseins Beziehung und Physiologie, Berührung und Neurochemie, Prozess und funktionelle Anatomie beinhaltet. Dieses neue Studiengebiet wird allgemein »Somatics« genannt. Es erforscht so direkt wie möglich das Mysterium, Körper zu sein, der bewusst ist, und Bewusstheit, die Körper ist. Die praktische Bedeutung dieser seltsamen Verbindung wird sowohl subjektiv als auch objektiv erforscht, wobei wir unsere Tendenz, den einen oder anderen Aspekt des Mysteriums außer Acht zu lassen, im Auge behalten« (Henderson 2012, S. 10).

Der Ausdruck KörperSein (der ja schon durch seine Schreibweise ausdrückt, dass es sich nicht um ein gebräuchliches Wort handelt, sondern um eine Neudefinition) meint, dass wir uns mit diesem Mysterium befassen: ein Körper zu sein, der bewusst ist, und Bewusstheit, die Körper ist. Dass wir als Körper intelligent und bewusst antworten auf die Art und Weise, in der wir als Körper angesprochen und berührt werden. Und dass Erfahrungen nicht nur im Geist, sondern immer auch im gesamten KörperSein gespiegelt und beantwortet werden.

1.1 Kontakt zum Boden

Zunächst sind Sie zu Übungen eingeladen, die den Kontakt zum Boden unterstützen. Denn immer dann, wenn wir spüren können, dass wir jetzt im Moment sicheren Kontakt zum Boden haben, erhöht dies insgesamt die Wahrnehmung von Sicherheit. Zu spüren, dass und wie ich stehe, sitze oder liege, gibt eine Orientierung darüber, wo ich bin und dass ich von der Erde getragen bin und mich »niederlassen« kann. Im *Zapchen* nennen wir das den Beginn von »resting down«, auf Deutsch müsste man sagen »herunterruhen«. Ein Herunterruhen, das uns als Geist und Körper allmählich zu einem tieferen Vertrauen ins Sein führt.

Beginnen wir mit den Füßen:

Übung: Füße spüren

Kommen Sie mit Ihrer Aufmerksamkeit allmählich mehr zu Ihren Füßen.

Spüren Sie den Kontakt der Füße zum Boden und laden Sie Ihre Füße ein, sich in diesem Kontakt mehr und mehr auszubreiten.

Ihre Fußsohle spürt den Kontakt zum Boden an vielen Stellen. Lassen Sie die Wahrnehmung dieser Berührungsstellen zum Zentrum Ihrer Aufmerksamkeit werden.

Stellen Sie sich vor, dass Sie beim Einatmen den Atem aus dem Boden durch die Füße strömen lassen, beim Ausatmen lassen Sie den Atem in den Boden strömen.

Spüren Sie mehr und mehr, wie Ihre Füße vom Boden gehalten und unterstützt werden, und erlauben Sie, dass Ihr Körper sich nach und nach mehr auf diese Unterstützung verlässt.

Nach einiger Zeit schütteln Sie Beine und Füße aus und legen sich auf den Boden für ein kleines Nickerchen. Vielleicht können Sie wahrnehmen, wie Ihr Körper sich insgesamt mehr auf die Unterstützung des Bodens verlässt und sich tragen lässt.

Diese Übung lenkt unsere Aufmerksamkeit auf einen Aspekt der Wahrnehmung, der für uns im Hintergrund immer vorhanden ist. Füße berühren (häufig) den Boden. Die Sicherheit, die unser Körper-Sein erlebt, wenn wir dieser Wahrnehmung mehr Raum geben, kann nicht durch Gedanken ersetzt oder erzeugt werden. Sie können das leicht ausprobieren, indem Sie sich einmal auf den Gedanken »Meine Füße haben Kontakt zum Boden« konzentrieren und dann mit Ihrer Aufmerksamkeit wechseln zu den direkten sensorischen Empfindungen, den der Kontakt auslöst.

Julie Henderson zitierte in einem der *Zapchen*-Trainings einen tibetisch-buddhistischen Lehrer etwa folgendermaßen: Wir leben ständig, als würden wir uns auf einer heißen Herdplatte bewegen – so wenig Kontakt zum Boden wie möglich und dann schnell wieder nach oben kommen.

Dieser Tendenz, unsere Muskeln unnötig anzuspannen und unsere Körperenergie nach oben zu ziehen, können wir durch einfache Übungen und Aufmerksamkeitsverlagerung allmählich etwas entgegensetzen. Und wir können damit einen sicheren Anker in unserem Leben finden: den Kontakt zum Boden, den Kontakt zur Erde.

Übung: Füße rollend abheben

Im Stehen rollen Sie die Füße von der Ferse ausgehend abwechselnd so ab, dass das Gewicht auf dem Fußballen liegt. Zunächst den einen, dann den anderen Fuß, immer abwechselnd. Während Sie den Fuß bis zum Fußballen abrollen, geben Sie Ihr Gewicht in die Bewegung, sodass Sie den Druck des Fußes auf den Boden spüren können.

Kommen Sie wieder zu einem ruhigen Stand, spüren Sie den Fluss Ihres Atems. Schütteln Sie die Beine und Füße aus.

Bei dieser Übung wird nicht nur die Empfindungsfähigkeit der Fußsohle gesteigert, Sie massieren auch ein im Qigong beschriebenes

Energietor, das man die sprudelnde Quelle nennt. Meine Kollegin Marlies Winkler, die außer *Zapchen* auch Qigong und Tai-Chi unterrichtet, hat uns darauf hingewiesen und die Bedeutung der Übung noch einmal neu vor Augen geführt.

Übung: Den eigenen Stand finden (hängen lassen und aufrichten)

Stehen Sie aufrecht, die Füße etwa schulterbreit auseinander, Knie locker. Lassen Sie den Kopf auf die Brust sinken, dann lassen Sie sich allmählich vom Gewicht des Kopfes und nach und nach auch vom Gewicht der Arme nach unten ziehen ins »ehrgeizlose Hängenlassen«. Ehrgeizlos heißt, dass es keine Rolle spielt, wie weit Sie nach unten kommen, es soll sich »gemütlich« anfühlen. Der Kopf hängt locker im Nacken.

Bleiben Sie in dieser Haltung, solange sie angenehm ist, und dann richten Sie sich allmählich, Wirbel für Wirbel, bewusst wieder auf. Helfen Sie zum Schluss Ihrem Kopf beim Aufrichten mit den Händen, sodass der Nacken sich nicht anstrengen muss. Spüren Sie Ihren Stand, Füße auf dem Boden, der Atem fließt in seinem eigenen Rhythmus.

Unsere eigene Anspannung beim Stehen verhindert manchmal, dass wir den »Boden unter den Füßen« spüren. Diese Übung hat viele mögliche Effekte. Hier ist besonders wichtig, dass wir lockerer und entspannter, mit mehr Kontakt zum Boden, stehen können, wenn wir unseren Körper einladen, »seinen eigenen Stand« zu finden.

Und wenn wir den Kontakt zum Boden besser spüren, können wir uns auch nach oben »zum Himmel hin« leichter öffnen. Genährt von Himmel und Erde kann unsere Wahrnehmung mehr und mehr von dem einschließen, was im Moment an Sicherheit gegeben ist.

Übung: Trampeln

Ja, trampeln Sie. Mit beiden Füßen, mit viel Vergnügen und solange es Freude macht. Danach stehen Sie aufrecht und spüren Sie den Kontakt zum Boden.

Wenn wir auf eine Art trampeln, bei der wir uns wohlfühlen, steigern wir den Energiedurchfluss durch den Körper und – das ist hier vor allem wichtig – durch die Füße. Damit sind die Füße »präsenter« im Kontakt zum Boden, und die Verbindung wird spürbarer.

Übung: Choo-Choo-Stampfen

Diese Übung zu erklären ist schwieriger, als sie vorzumachen. Am einfachsten geht es vielleicht so: Stellen Sie sich vor, Sie wären eine Lokomotive. Winkeln Sie die Arme an, ballen Sie die Fäuste. Beginnen Sie eine Hin- und Herbewegung der Arme, als wären Sie eine Dampfmaschine. Machen Sie tsch, tsch, tsch, tsch wie eine Dampfmaschine.

Wenn die Lok jetzt starten darf, machen Sie kleine Schritte, bei denen Sie das kräftige Auftreten mit der Ferse betonen. Lassen Sie die Energie der Lokomotive laut sein. Achten Sie darauf, ob Ihr Körper das mag. Achten Sie vor allem auf die Rückmeldung der Gelenke.

Habe ich schon erwähnt: Tun Sie nur, was Ihnen guttut? Wenn nicht, dann hier: Tun Sie nur, was Ihnen guttut, Ihnen Freude bereitet, Ihnen Spaß macht. Und genau so lange, wie Sie es mögen. Achten Sie auf die Signale, die Ihnen Ihr Körper gibt, wann es genug ist – auch wenn vielleicht der kleine Geist das nicht wahrhaben möchte. Mit dem sogenannten »kleinen Geist« ist der Anteil unserer Bewusstheit gemeint, der gerne Dinge fixiert, kontrolliert, eng macht und kritisiert. Der sich aufgrund früherer – vielleicht schwieriger – Erfahrungen kaum vorstellen kann, dass Dinge gelingen, mühelos sind, und dass sich einfache Lösungen finden lassen durch Vertrauen ins Leben. Und der uns womöglich anspornen möchte, durch Anstrengung etwas zu erreichen, was sich nur mit entspannter Haltung und hohem Respekt für unsere Grenzen entwickeln kann.

Übung: Dankbar die Füße massieren

Widmen Sie Ihren Füßen Zeit. Mit oder ohne Creme oder Massageöl massieren Sie Ihre Füße und lassen Sie in die Berührung Ihre Dankbarkeit einfließen für all das, was die Füße tagein tagaus für Sie tun. Spüren Sie den Kontakt zur Haut und zu den tieferen Strukturen der Füße.

Sie können die Bedeutung der Dankbarkeit spüren, die in die Art der Berührung einfließt, wenn Sie zunächst einen Fuß »einfach so« massieren und dann den anderen – bewusst, dankbar und präsent in der Berührung. Manchen Menschen scheint es dann so, als würde der Fuß, der ohne bewusste Dankbarkeit massiert wurde, sich beschweren. Kürzlich sagte eine Teilnehmerin einer Übungsgruppe: »Jetzt melden sich nicht nur die Füße, alles an und in meinem Körper möchte Wertschätzung und Dankbarkeit erleben, sogar die Organe.« – Aber probieren Sie es selbst aus.

Übung: Knöchelgelenke weiten

Sie können auch die Füße in den Knöchelgelenken leicht hin und her bewegen und damit dazu einladen, dass in den Knöchelgelenken mehr Raum entsteht. Seien Sie dafür innerlich mit Ihren Knöchelgelenken in Kontakt und lassen Sie sich sozusagen von den Knöchelgelenken zeigen, was gerade guttut.

Diese Übung können Sie auch im Sitzen machen und die Knöchelgelenke mit den Händen bewegen, indem Sie jeweils einen Fuß in eine Hand nehmen und achtsam und freundlich den Fuß bewegen. Die Aufmerksamkeit bleibt beim Knöchelgelenk.

Und immer wieder kommen Sie zum ruhigen Stehen oder Sitzen, nehmen Sie den Kontakt der Füße oder den Kontakt des Pos zum Boden wahr und spüren Sie, wie Sie stehen oder sitzen und wie der Atem fließt. Lassen Sie alles, wie es ist. Laden Sie Ihre Wahrnehmung ein, freundlich zu sein.

Lassen Sie sich Zeit.

Und nach den Füßen laden wir dann den ganzen Körper ein.

Übung: Sitzen und den Boden spüren

Setzen Sie sich in bequemer Haltung, einfach so, im Schneidersitz oder im Lotussitz oder auch aufrecht auf einem Stuhl. Spüren Sie all die Bereiche, in denen Ihr Körper den Boden berührt. Lassen Sie diese Wahrnehmung zum Zentrum Ihrer Aufmerksamkeit werden. Lassen Sie Ihre Aufmerksamkeit in diese Bereiche »hineinsinken«.

Laden Sie Ihren Körper ein, sich mehr und mehr auf das Getragensein durch den Boden zu verlassen. Lassen Sie sich »sinken« und genießen Sie die Schwere. Genießen Sie bewusst die Wirkung, die das auf Ihren Körper hat.

Übung: Sich im Liegen sinken lassen

Legen Sie sich auf den Boden, machen Sie es sich so gemütlich wie möglich. Spüren Sie dabei auch, welche Bereiche des Körpers direkt den Boden berühren. Mit Ihrem Ausatmen laden Sie Ihren Körper ein, sich nach und nach »in den Boden sinken zu lassen«.

Erlauben Sie Ihrem Körper, das Getragensein mehr und mehr anzunehmen, und spüren Sie die direkte Verbindung zu der Kraft, die Sie trägt.

Beide Übungen, im Sitzen und im Liegen sich sinken zu lassen, verstärken das Vertrauen in die Sicherheit des Bodens, der uns trägt. Die Tendenz, sich ganz alleine halten zu wollen – die ja an sich ein Unding ist –, lässt nach und kann allmählich einer vertrauensvolleren Haltung weichen.

Keine dieser Übungen ist ein Wundermittel, das nach kurzer Anwendung unendliche Effekte zeigt. Es geht vielmehr um ein langsames und allmähliches Gewöhnen an neue Wahrnehmungen, an veränderte Körperzustände, an ein erweitertes Wohlgefühl. Und wie alle Gewohnheitsveränderungen braucht es die Wiederholung, die Übung und die Integration des neu Gelernten.

Und hier auch noch einmal der Hinweis, dass »Nickerchen machen« eine wunderbare Übung ist, um die Integration des Erfahrenen und Gelernten zu unterstützen.

Julie Henderson sagt das so: »Das Nickerchen ist vielleicht die wichtigste Übung in diesem Buch. Der Grund, weshalb ein Nickerchen so wichtig, ja sogar wesentlich ist, ist der, dass ohne das Einnicken die anderen Übungen nur Arbeit, Aufgaben und Anstrengung sind. Wir tun sie, aber wir lernen nicht aus ihnen. Sie bilden dann nur einen weiteren Teil unseres Stressprogramms, anstatt der Ausweg aus unserem gewohnten Stress zu werden. Wann immer wir also eine Übung gemacht haben – irgendeine Übung –, benötigen wir anschließend ein kleines Nickerchen, damit der Körper das, was er aus der Übung möglicherweise gelernt hat, verinnerlichen kann« (Henderson 2012, S. 31).

Übung: Da-Sein

Stehen Sie aufrecht, lassen Sie den Körper seine Haltung finden – vielleicht, indem Sie sich zunächst hängenlassen und dann wieder aufrichten. Im Stehen nehmen Sie Ihren Kontakt zum Boden wahr, erspüren Sie den Atemfluss und für eine kleine Zeitspanne erlauben Sie, dass alles so ist, wie es ist.

Sie sind entspannt oder angespannt, der Atem fließt in seinem ureigenen Rhythmus, Sie spüren den Kontakt zum Boden. So perfekt oder unperfekt, so müde oder wach, so fröhlich oder traurig Sie gerade sind, der Boden trägt.

Es kann hilfreich sein, diese Übungen immer und immer zu wiederholen, bis wir allmählich verstehen, dass das Getragenwerden durch den Boden von keiner Bedingung abhängig ist. Wir erfahren die Unterstützung der Erde, den Halt der Erde, unabhängig von unserem momentanen Zustand, von unserer Befindlichkeit und auch unabhängig davon, ob wir gerade mit uns selbst zufrieden sind oder nicht.

Übung: Aufstehen und hinlegen

Oder hinlegen und aufstehen. Also: Kommen Sie aus dem Stand nach unten auf den Boden und strecken Sie sich lang aus. Dann kommen Sie vom Boden wieder hoch in den Stand. Wiederholen Sie das, sooft Sie mögen.

Ja, das ist die Übung, die man macht, wenn man die sogenannten »Niederwerfungen« im tibetischen Buddhismus macht. Aufstehen und hinlegen und aufstehen und hinlegen und dabei jeden Aspekt der Bewegung spüren. Viele kleine Videos im Internet zeigen die verschiedensten Variationen.

Lassen Sie auch hier die Vorannahmen über die Übung los, spüren Sie das »auf den Boden kommen«. Strecken Sie sich auf dem Boden lang aus und spüren Sie den Kontakt des ganzen Körpers zum Boden. Dann kommen Sie wieder hoch, spüren Sie die Bewegung, spüren Sie das aufrechte Stehen. Erlauben Sie sich, jeden Teil des Aufstehens und Hinlegens zu spüren, die Bewegung, das Ankommen, die Momente der Ruhe, dann wieder die Bewegung. Machen Sie sich vertraut damit.

Vertrauen Sie sich allmählich dem Boden an, lassen Sie sich sinken, wieder und wieder und wieder.

Ein Teil dieser Übungen sind offensichtlich solche, die man allein für sich macht. Aber auch diese Übungen entfalten ihre Kraft stärker in einer Gruppe, in der wir die Erfahrung mit anderen teilen. Ein anderer Teil lässt sich leicht in Partnerübungen verwandeln und bringt noch ganz neue Aspekte dazu:

Übung: Gegenseitig die Füße massieren

Lassen Sie sich zum Beispiel die Füße massieren und massieren Sie dann die Füße des Partners oder der Partnerin.

Übung: Rücken an Rücken sitzen

Machen Sie die Übung des Sitzens Rücken an Rücken und erlauben Sie die Wahrnehmung, wie Sie beide beginnen, dem Boden mehr zu vertrauen.

Übung: Nickerchen Rücken an Rücken

Legen Sie sich Rücken an Rücken und lassen Sie sich beide allmählich mehr in den Boden hinein sinken, um dann gemeinsam in ein Nickerchen zu gleiten.

Und das alles mit möglichst großem Genuss!

Ihnen werden selbst wahrscheinlich Übungen einfallen, die Ihre Wahrnehmung von »Boden unter den Füßen« und dem Gehaltensein durch die Erde unterstützen. Seien Sie erfinderisch. Alles, was die direkte Erfahrung von Getragensein unterstützt, hilft uns, allmählich einen Anker zu finden in den Stürmen des Alltäglichen.

»Ich bin hier, der Boden trägt mich, der Atem fließt.«

1.2 Mein Raum, meine Grenzen

Die Gewissheit, dass ich über meinen eigenen Raum verfüge, dessen Grenzen sicher sind und respektiert werden und über dessen Ausdehnung ich selbst bestimme, ist wesentlich für das eigene Gefühl von Sicherheit.

Hier geht es nun darum, wie der eigene Raum und die eigenen Grenzen direkt über die Wahrnehmungen des Körpers und als Körper erfahren werden können. Der eigene Raum als Körpererfahrung ist zunächst ganz schlicht, die Form des eigenen Körpers wahrzunehmen. Sie sind eingeladen, sich mit dieser Art der Wahrnehmung vertrauter zu machen. Und Sie sind eingeladen den Energieraum um den Körper wahrzunehmen und die Grenzen des Energieraumes zu festigen. Ihr »Nein« kann zum unterstützenden Vertrauten werden.

Was wir im Allgemeinen und in unserer alltäglichen Gewohnheit als Körperwahrnehmung bezeichnen, ist meist die Wahrnehmung des eigenen Körperselbstbildes – des Bildes, das wir in unserem Kortex als Körperbild gespeichert haben. Dieses Körperselbstbild ist geprägt von unserer lebensgeschichtlichen Erfahrung mit dem Körper und von den Ideen und Idealen über Körper, die uns gesellschaftlich umgeben. Das Körperselbstbild gibt ein unvollständiges und oft verzerrtes Bild unseres Körpers wieder.

Dabei liegen dem Körperselbstbild Entscheidungen zugrunde, die zu Gewohnheiten geworden sind. Entscheidungen, derer wir uns nicht mehr bewusst sind. Manche Bereiche des Körpers sind vielleicht vollständig aus der Wahrnehmung ausgeblendet, andere überbetont. Wir nehmen manche Bereiche des Körpers als »leer« wahr oder spüren sie einfach nicht, andere werden durch Anspannung zum Dauerschmerz.

Von der Möglichkeit, dass wir unseren Körper mehr »denken«, als ihn zu fühlen, bis hin zur Wahrnehmung des Körpers als bewusster Präsenz gibt es viele verschiedene Ebenen und Ausformungen der Wahrnehmung.

Wir können uns durch Übungen einladen, zur direkten Wahrnehmung der Körperempfindungen zurückzukehren, und allmählich eine Körperwahrnehmung entwickeln, die sich auf die momentane Situation bezieht. Und wir können uns selbst als Körper zu Präsenz und Bewusstheit einladen.

Wir beginnen zunächst mit der schlichten Wahrnehmung des Körpers in seiner Form.

Übung: Den Körper tätscheln

Stehen Sie aufrecht – reiben Sie Ihre Hände kräftig aneinander, bis sie warm und vielleicht kribbelig werden. (Rufen Sie die Energie an die Oberfläche.) Tätscheln Sie die ganze Oberfläche der Form Ihres Körpers entlang, berühren Sie Ihre Haut an möglichst vielen Stellen. Seien Sie dabei sehr freundlich – so, als würden Ihre tätschelnden Hände überall zu Besuch kommen, und nehmen Sie sowohl die tätschelnde Hand wie auch die Körperbereiche wahr, die Sie berühren. Lauschen Sie auf die Bedürfnisse des Körpers und tätscheln Sie an manchen Stellen kräftiger, an anderen leichter. Und bleiben Sie bei Körperbereichen länger, denen das guttut.

Wenn Sie überall ausreichend getätschelt haben – auch am Kopf und den Fußsohlen –, stehen Sie aufrecht und nehmen Sie die Sensationen wahr, die jetzt von Ihrer Haut gemeldet werden. Sie nehmen das größte Organ Ihres Körpers wahr und die Form, die es bildet.

Das Abtätscheln des Körpers ist die erste Einladung an uns selbst, unseren Raum in der konkreten Form unseres Körpers wahrzunehmen. Die sensorische Rückmeldung der Haut gibt uns eine klarere Wahrnehmung unserer Form und damit auch eine Wahrnehmung des Raumes, den wir einnehmen. Innen und Außen trennen sich in der Wahrnehmung deutlicher, auch wenn diese Wahrnehmung sehr relativ ist.

Übung: Den Körper abstreichen

Wieder stehen Sie aufrecht, reiben die Hände aneinander und mit geöffneten Händen streichen Sie die gesamte Körperoberfläche entlang. Streichen Sie so fest, wie Sie es als angenehm erleben, und so schnell oder langsam, wie Sie es gerade mögen.

Seien Sie mit Ihrer Aufmerksamkeit sowohl in der Hand, die streicht, als auch in dem Körperbereich, der berührt wird. Wir nennen das im *Zapchen*: Präsenz berührt Präsenz. Stehen Sie dann aufrecht und nehmen Sie die Empfindungen wahr.

Wie auch die Übung vorher unterstützt dieses Abstreichen des Körpers die Wahrnehmung des Körpers in seiner Form (unser Körper als Form im Raum und als Raum, der umschlossen ist).

Übung: Die Muskeln greifen

Noch immer im Stehen reiben Sie die Hände aneinander und greifen dann fest und deutlich den ganzen Körper entlang alle Muskeln, die Sie greifen können. Muskeln mögen deutliche Signale.

Besuchen Sie die obere Muskelschicht des Körpers und laden Sie sie mit der Berührung zu mehr Präsenz ein. Dann stehen Sie wieder einen Moment und nehmen Sie die »Antwort« der Muskeln wahr.

Muskeln, mit ihrer Möglichkeit, sich in Anspannung fest zu machen oder sich zu entspannen, geben uns die Möglichkeit, unsere Körpergrenzen durch Anspannung sehr deutlich werden zu lassen. Gleichzeitig spüren wir die Anspannung der Muskeln auch als Bereitschaft, unsere Körpergrenzen zu verteidigen und eventuelle Angreifer abzuwehren. Dies erleben wir als Sicherheit in unserem Raum, in unserem Körperraum. Deshalb ist es sinnvoll und hilfreich, sich immer wieder der Muskeln an der Körperoberfläche bewusst zu werden und diese Muskeln z. B. durch Berührung zu deutlicher Präsenz einzuladen.

Neben dieser Möglichkeit, die Körpergrenze an der Haut und direkt unter der Haut wahrzunehmen, können wir aber auch zu einer subtileren – für viele Menschen in unserer Kultur ungewohnteren – Wahrnehmung von Grenzen unseres Raumes finden, unserem Energiefeld.

Wir leben mit einem mehr oder weniger ausgeprägten Bewusstsein eines Energiefeldes um uns herum. Offensichtlich wird das zum Beispiel, wenn wir wahrnehmen, dass sich jemand von hinten annähert, ohne dass wir die Person sehen können. Wir spüren diese Annäherung über unser Energiefeld. Die meisten Menschen kennen und erleben das.

Unser Energiefeld kann die unterschiedlichsten Ausprägungen haben. Es kann weit ausgedehnt oder nah beim Körper sein, es kann dicht oder verdünnt sein, es kann auch die unterschiedlichsten Formen haben. Manche Menschen haben sich aufgrund ihrer Lebenserfahrungen entschieden, sich aus der Präsenz als Energiefeld weitgehend zurückzuziehen, ihr Feld ist manchmal nur oberhalb des Körpers erlebbar oder es ist so dünn, dass es sozusagen nicht vorhanden ist.

Wie auch bei unserem Körperselbstbild liegen diesen Phänomenen Entscheidungen zugrunde. Entscheidungen, die aufgrund von Lebenserfahrungen, all den Hindernissen und vielleicht schwierigen Herausforderungen sinnvoll waren und die sich dann als Gewohnheiten verfestigt und gewissermaßen verselbstständigt haben. Uns ist im Allgemeinen nicht bewusst, dass wir über die Ausprägung unseres Energiefeldes selbst Entscheidungen treffen können. Indem wir hier die Aufmerksamkeit auf diese Wahrnehmungsebene lenken – die Wahrnehmung unseres Energiefeldes –, können wir allmählich immer mehr bemerken, wie sehr die Ausprägung und Veränderung des Feldes von unseren Entscheidungen abhängt. Und da es Entscheidungen sind, können wir sie allmählich in ihrer Veränderbarkeit wahrnehmen und womöglich neue Entscheidungen treffen, die uns mehr Wohlgefühl, mehr »Well-Being« erlauben.

Zunächst beschäftigen wir uns mit der Möglichkeit, uns bewusst ein Energiefeld zu schaffen. Dies ist eine erste Möglichkeit, den Raum um uns herum mit unserer Präsenz zu füllen und über die Grenzen dieses Raumes selbst zu bestimmen.

Aber zuallererst noch eine Einladung, sich mit der Wahrnehmung von Energiefeldern etwas vertraut zu machen.

Übung: Energie zwischen den Händen spüren

Sitzen oder stehen Sie. Reiben Sie Ihre Hände kräftig aneinander, bis sie warm werden oder kribbeln. (Wir rufen die Energie an die Oberfläche.) Entfernen Sie die Hände weit voneinander. Die Handflächen zeigen zueinander.

Bewegen Sie die Hände langsam aufeinander zu und nehmen Sie ganz schlicht die Empfindungen wahr, die dabei entstehen. Versuchen Sie offen zu bleiben für die Sensationen, ohne gleich zu wissen, was eine Empfindung bedeutet.

Es gibt viele verschiedene mögliche Wahrnehmungen dabei, von denen keine die »richtige« oder »falsche« ist. Die meisten Menschen nehmen »etwas« wahr – oft etwas, das anders ist als die Erwartung. Manche Menschen sagen auch, sie spüren nichts. Falls es bei Ihnen so sein sollte, lassen Sie auch diese Wahrnehmung bestehen. Sie können mit den weiteren Übungen auch experimentieren, wenn Sie zunächst »nichts« wahrnehmen. Erlauben Sie sich immer wieder, womöglich neue Erfahrungen zu machen.

Übung: Energiefeld verdichten

Stehen Sie aufrecht. Stellen Sie sich einen Raum um den Körper herum vor, der den Körper ganz umhüllt. Das kann eine Säule sein, die nach unten in den Boden hinein reicht und nach oben in den Himmel und zugleich unten und oben offen ist. Das kann aber auch z. B. die Form eines Eies sein, das ihren Körper ganz umschließt. Probieren Sie aus, welche Vorstellung die angenehmste ist. Lassen Sie die Grenze der Hülle etwa eine Armlänge weg von ihrem Körper entstehen.

Sie können die Arme heben und diese Hülle mit ihren Armen und Händen sozusagen »in die Luft malen«.

Dann beginnen Sie, diese Hülle mit »ha« zu füllen. Schicken Sie deutliche, kräftige »ha« mit jedem Ausatmen in diese Hülle und nehmen Sie wahr, wie sich die Energie dieses Hüllenraumes (ihres Energiefeldes) allmählich verdichtet.

Machen Sie zwischendurch eine kleine Pause, lassen Sie die Arme sinken und spüren Sie die Wirkung.

Dann »malen Sie wieder die Hülle« und wiederholen Sie das deutliche »ha«. Spüren Sie nach. Wenn Sie mögen, machen Sie ein paar Schritte durch den Raum und halten Sie die Wahrnehmung des Energiefeldes aufrecht.

Ruhen Sie sich aus.

Übung: Die Grenze des Energiefeldes stärken

Machen Sie das Gleiche wie vorher, »malen Sie das Energiefeld« um sich herum. Dieses Mal richten Sie die Aufmerksamkeit auf die Grenze des Feldes und schicken Sie Ihre »ha« in diese Grenze. Nehmen Sie wahr, wie die Grenze deutlicher wird.

Machen Sie wieder zwischendurch eine kleine Pause. Wiederholen Sie die Übung. Ruhen Sie sich aus.

Und falls es Zeit wird für eine Erledigung »draußen in der Welt«, probieren Sie doch mal aus, Ihr deutliches Energiefeld mitzunehmen.

Übung: Das Energiefeld mitnehmen

Machen Sie die oben beschriebenen Übungen. Mit der deutlichen Wahrnehmung Ihres Energiefeldes gehen Sie zunächst einige Schritte durch den Raum. Bleiben Sie mit der Wahrnehmung bei dem Raum um sich herum und bei der Grenze, die Sie festgelegt haben. Und dann gehen Sie einkaufen, Straßenbahn fahren, bummeln.

Nehmen Sie wahr, wann es leicht ist, diese Wahrnehmung aufrechtzuerhalten und wann es schwierig ist.

Diese Übungen und die Erfahrungen damit erlauben allmählich eine veränderte Wahrnehmung von eigenen Grenzen und davon, was es heißt, sich abzugrenzen. »Sich abgrenzen« hat in unserem Sprachgebrauch häufig eine merkwürdige Begleitschwingung. Als wäre es eine unangenehme Aufgabe, dies zu tun, und würde auch für das oder die Gegenüber, von denen wir uns abgrenzen, eine Schwierigkeit mit sich bringen.

Wenn wir beginnen können, Grenzen als etwas Wohltuendes und den Kontakt und die Beziehung Unterstützendes zu erleben, können wir auch beginnen, Grenzen in ihrer Flexibilität und ständigen Veränderung wahrzunehmen und zu genießen.

Übung: Die Grenze des eigenen Raums verdeutlichen

Wieder stehen Sie und malen mit den Händen ihr Energiefeld in die Luft. Dann richten Sie die Handflächen nach außen. Wenn Sie jetzt »ha« sagen, machen Sie es sehr präzise und deutlich.

Nehmen Sie wahr, dass Sie mit diesen »ha« die Grenze Ihres Raumes verdeutlichen, stärken und sichern. Tun Sie das mit Genuss und erlauben Sie sich, das Vergnügen und die Freude zu spüren, die es bedeutet, sich der eigenen Grenzen bewusst zu sein und sie zu sichern und zu festigen.

Spüren Sie nach. Spätestens jetzt wäre Zeit für ein kleines Nickerchen.

Je nachdem, auf welche Ebene unseres Seins wir unsere Wahrnehmung verlagern, nehmen wir Grenzen auf völlig unterschiedliche Weise wahr. Von einer Ebene, in der wir uns als feste Körper wahrnehmen, die klar abgegrenzt im Raum »stehen« und deutlichen Abstand zum nächsten Körper haben, bis zu einer Ebene, in der Grenzen lediglich Verdichtung von Energie in einem fließenden Kontinuum bedeuten, gibt es alle möglichen Zwischenebenen und Wahrnehmungsmöglichkeiten.

In unserer je eigenen Geschichte sind bestimmte Gewohnheiten entstanden, wie wir uns auf diesen möglichen Ebenen bewegen, und Gewohnheiten, ganz bestimmte Muster der Abgrenzung zu wählen. Indem wir jetzt mit diesen unterschiedlichen Möglichkeiten »spielen«, laden wir unser KörperSein ein, sich für neue Möglichkeiten zu öffnen und Wahlmöglichkeiten zu entwickeln.

Wie wir gerade erfahren haben, wird die Wahrnehmung unserer »Grenzen« auf der Ebene von Körper- und Energiewahrnehmung z. B. durch die Eigenwahrnehmung der Haut unterstützt und gelenkt. Wir können unseren Körper einladen, sich über die Hautgrenze in seiner Form wahrzunehmen (z. B. über Abtätscheln und Abklopfen).

Eine weitere Ebene ist die Muskelschicht des Körpers, die uns unterstützt, uns »fest« zu machen, wenn wir Grenzen setzen wollen innerhalb unserer Körperform.

Darüber hinaus kann eine Wahrnehmung entstehen für den Energieraum um unseren Körper und seine Grenzen. Verdichtung der Energie, Klärung des Raumes und deutliche Abgrenzung des Energieraumes unterstützen die Entstehung von Sicherheit im eigenen Raum. »Gewohnheiten« der Abgrenzung – z. B. aus dem Körper verschwinden, sich im Körper verstecken, sich in spezifische Schichten zurückziehen, die Energieverteilung im Körper verändern (z. B. sich hinter die Augen zurückziehen) – werden beim Üben ganz allmählich der Eigenwahrnehmung zugänglich. Und auch die verschiedenen (womöglich der bewussten Wahrnehmung lange entzogenen) Gewohnheiten, wie wir auf befürchtete, vermutete oder erlebte Grenzverletzungen reagieren, können sich wieder erschließen.

Erst aus dem als sicher erlebten eigenen Raum heraus, bzw. mit der Möglichkeit, den eigenen Raum zu einem »sicheren Ort« zu machen, sobald es uns notwendig erscheint, können wir spielerisch Kontaktmöglichkeiten erkunden. Dabei ist das, was als »sicher« erlebt wird, individuell, lebensgeschichtlich geprägt und veränderbar.

Vertiefendes zu diesem Thema der Energiewahrnehmung und Energielenkung finden Sie im Buch *Die Erweckung des inneren Geliebten* von Julie Henderson (2006).

Und ein kleiner Vorgriff auf ein späteres Thema: Wie wirkt sich das im Kontakt zu anderen aus? Auch die Wahrnehmung von Kontakt ist wesentlich beeinflusst von der Ebene des Seins, auf der wir uns im jeweiligen Moment »verorten«. Unsere Wahrnehmung wird von unserer »Verortung« gesteuert und bestimmt. Kontakt kann z. B. wahrgenommen werden als Kontakt zwischen festen Körpern, die sich aufeinander zu oder voneinander weg bewegen. Oder auch als Berührung von Energieräumen, die aufeinander zu oder voneinander weg pulsieren und sich dabei eventuell umarmend oder verschmelzend begegnen (Übungen dazu siehe auch: Henderson 2006). Kontakt kann auch Berührung durch ein gemeinsam erzeugtes Feld (wie z. B. beim Summen) bedeuten. Oder Berührung und Berührtsein im offenen Raum des Gewahrseins. (Dabei meint Gewahrsein einen offenen Raum der Aufmerksamkeit, in dem alles, was wir sehen, erleben und empfinden auftaucht und wieder verschwindet. Selbst das »Ich-Gefühl«, das wir im Allgemeinen als den Mittelpunkt unseres Seins wahrnehmen, ist im Gewahrsein nichts anderes als ein Objekt, das auftaucht, sich bewegt und verschwindet.)

Und die Bewegung im Kontakt ist ein Öffnen und Schließen, Erweitern und Zurückziehen, eine Hin- und Wegbewegung, deren Qualität sich aus der Beweglichkeit, der Offenheit für Veränderung ergibt.

Bei all dem ist die Wahrnehmung von Raum wesentlich – Raum in mir, um mich herum, mich im Raum wahrnehmen, verändert die Wahrnehmung von Grenzen und die Art des Bedürfnisses nach Grenzen.

Was bedeutet es, »Raum« wahrzunehmen? Ein kleines Experiment

Wir sind in der westlichen Kultur zutiefst gewohnt, unsere Wahrnehmung auf Gegenstände, Ereignisse und Erscheinungen als Entitäten zu richten. Wir tun dies auch mit der Wahrnehmung innerer Ereignisse, mit Gefühlen, Stimmungen und introzeptiver Wahrnehmung. Allem, was wir wahrnehmen, geben wir Form in unserer Vorstellung und richten uns auf die Form aus. Mit der Konzentration auf Form werden die Ereignisse auch zu einem »Etwas« mit einer bestimmten Struktur und Festigkeit.

Jedes Ereignis, das als Form erscheint, erscheint im Raum. Erst der umgebende Raum ermöglicht das Erscheinen von »Etwas«. »Es ist schwierig, dem Raum unmittelbar beizukommen, denn von klein auf werden wir erzogen, uns auf das zu konzentrieren, was Substanz hat – was im Raum erscheint« (Tulku u. Dehne 1986).

Wenn Sie sich hinsetzen und einen Gegenstand malen, den sie sehen, können Sie zum einen die Kontur erfassen, die der Gegenstand bildet – sie können aber auch den Raum malen, der den Gegenstand umfasst und von ihm geformt wird. Dies wird die Wahrnehmung des Gegenstandes verändern. Und wenn Sie sich dann noch mit Bildern über subatomare Strukturen befassen, wird Ihnen deutlich werden, dass auch alles »Feste«, was Sie sehen, eher Raum ist als Form. Raum erlaubt nicht nur, dass die Form sich in ihm aufhält, sondern er durchdringt auch jede feste Struktur.

Zunächst geht es hier nur darum, die Aufmerksamkeit für die Wahrnehmung von Raum zu öffnen und die Offenheit zu erlauben, die entsteht, wenn die Wahrnehmung sich davon löst, nur »Festes« zu bemerken.

Aber noch einmal zu etwas mehr »Handfestem«: dem eigenen Nein. Unverzichtbar für die Wahrnehmung und für das Setzen eigener Grenzen ist die Freundschaft mit dem eigenen »Nein«. Wir tendieren dazu, ein »Nein«, das wir sagen, als etwas zu erleben, das sich gegen das Gegenüber richtet (was es nur in bestimmter Hinsicht tut). Vor allem ist es eine uns selbst unterstützende Aussage darüber, wer wir im Moment sind, was wir wollen oder nicht wollen, wo wir unsere eigene Grenze im Moment erleben und setzen. Als Kinder experimentieren wir viel mit diesem Nein. Und je nachdem, welche Antwort wir darauf erfahren, sind wir mehr oder weniger mit unserem Nein befreundet. Ein erwachsenes Gegenüber, das eine positive Resonanz geben kann zu der Freude am Nein, zu der Grenze, die das Kind erlebt, und zu der Kraft und dem Ausdruck des Willens, die darin stecken, Nein zu sagen, kann dem Kind eine weitreichende Möglichkeit vermitteln, sich innerhalb der eigenen Grenzen wohl und sicher zu fühlen. Aber nur selten ist dies die Erfahrung, die wir gespeichert haben. Oft ist das eigene Nein beladen mit Vorstellungen, »ungehorsam«, »trotzig« oder »störrisch« zu sein. Wir können uns das eigene Nein allmählich mehr zurückerobern – uns damit anfreunden – und die Möglichkeit des eigenen Neins genießen.

Übung: Freundschaft schließen mit dem eigenen Nein

Beginnen Sie damit alleine für sich. Sagen Sie »nein«, so laut oder leise es sich gerade gut anfühlt. Und dann tätscheln Sie mit einer Hand sehr freundlich den eigenen Herzbereich. Laden Sie das Herz ein, sich für das »Nein« zu öffnen.

Genießen Sie einen tiefen Atemzug – oder auch mehrere. Lassen Sie das Wohlgefühl, das sich so mit dem eigenen Nein verbindet, tief in ihr KörperSein einsinken.

Bleiben Sie auch wach für die eventuell auftauchenden unangenehmen Empfindungen, die ein Widerhall früherer Antworten auf Ihr Nein sind. Nutzen Sie eine der vielen kleinen Übungen, die Sie schon kennengelernt haben, um dieses Unbehagen aufzulösen. Gähnen Sie, prusten Sie oder erzählen Sie sich in »funny talking« (diese Übung kommt etwas später) die mögliche Antwort eines Gegenübers. Und dann ruhen Sie sich aus.

Wenn Sie sogenannte überschießende Reaktionen erleben – Reaktionen, die sich eigentlich auf eine frühere Erfahrung richten und die Realität des jetzigen Moments nicht erfassen -, gibt es Möglichkeiten, dem Körper Signale zu geben, um ihn in seiner Reaktion zu beruhigen und ihn in die momentane Realität zurückzubringen.

Übung: Das Herz tätscheln

Sitzen, liegen oder stehen Sie. Freundlich und zugewandt, mit den besten Wünschen für sich selbst, tätscheln Sie mit einer Hand Ihren Herzraum. Nehmen Sie innerlich Kontakt zu Ihrem Herzen auf und beruhigen Sie es, wie eine Mutter oder ein Vater, die ein unruhiges Kind besänftigen.

Dann legen Sie einen Moment die Hand ruhig auf den Herzraum und lassen Sie bewusst den Atem den Herzraum berühren.

Ruhen Sie sich einen Moment aus und genießen Sie die Wirkung.

Das Herz zu tätscheln ist eine der Möglichkeiten, unser KörperSein (das unser Nervensystem, unsere Neurochemie und unsere Körpersysteme einschließt) einzuladen, sich zu beruhigen, sich »niederruhen« zu lassen. Hier taucht wieder das so bedeutsame »resting down«, das Herunterruhen auf.

Indem wir unser KörperSein einladen sich in den Moment sinken zu lassen, können allmählich überschießende Reaktionen auf Erfahrungen, die auf alten Gewohnheiten beruhen, mehr zur Ruhe kommen. Und wir erleben mehr die Realität des Moments. Es lohnt sich, sich damit vertraut zu machen.

Aber noch einmal zu unserem Nein. Wenn wir zu einem Gegenüber Nein sagen möchten, zu einer Situation, zeigt sich uns dies zunächst als körperliche Reaktion. Wir können diese körperliche Reaktion bewusst wahrnehmen oder auch die Wahrnehmung unterdrücken und unsere Aufmerksamkeit davon weglenken. Daraus entsteht dann, dass wir Ja sagen zu etwas, das wir eigentlich nicht wollen, oder uns völlig unfähig fühlen, eine Entscheidung zu treffen zwischen Ja und Nein. Die eigene Gewohnheit, die Wahrnehmung der körperlichen Reaktion zu unterdrücken, ist meist als Schutz und Reaktion auf frühere Erfahrungen entstanden. Man könnte sagen: Ein Nein, das wir nicht spüren, bringt uns nicht in Schwierigkeiten (was natürlich nur sehr kurzfristig gilt).

Lassen Sie sich Zeit zu erforschen, wie Ihr KörperSein Ihnen Ja und Nein signalisiert. Beginnen Sie in kleinen Situationen damit, einen Moment innezuhalten. Und beobachten Sie bei einer Entscheidung die körperliche Reaktion, die der Hinweis ist, was Sie möchten. Wenn Sie spontan Ja oder Nein sagen möchten, beobachten Sie, aus welchen Körpersignalen diese Antwort entsteht.

In Seminaren stehen sich manchmal in einer Übung zwei Teilnehmer gegenüber. Einer steht nur und hat lediglich die Aufgabe, Ja oder Nein zu sagen. Das Gegenüber fragt: »Kann ich einen Schritt näherkommen?« Die stehende Person versucht zu erspüren, wie ihr Körper ihr die Antwort gibt, auf die sie sich verlassen kann. Dabei gibt es immer wieder erstaunliche Entdeckungen. Viele Menschen berichten, dass das, was sie in ihrem Körper wahrnehmen, geradezu das Gegenteil von dem ist, was sie denken, was sie wollen (sollen). Und sie entdecken ganz allmählich, wie fein ihr KörperSein auf Situationen reagiert. Und die gegenüber stehenden Personen lernen, ein Nein nicht als Ablehnung der eigenen Person zu erleben, sondern als einfache Aussage, wie es dem Gegenüber gerade geht (ein wunderbarer Nebeneffekt).

Unser KörperSein nutzt für seine Entscheidungen weit mehr Informationen als sie unserem bewussten Denken zur Verfügung stehen. Es weiß um unsere früheren Erfahrungen, es nimmt intuitiv Information über die jetzige Situation auf, sowohl über die äußere Situation als auch über die innere Situation. Manchmal sagt das KörperSein aufgrund früherer schlechter Erfahrungen Nein zu einer Annäherung. Der Körper spannt sich an, weil es eine Körpererinnerung gibt, dass etwas Unangenehmes, Schwieriges, vielleicht Grenzüberschreitendes passiert ist. Wir versuchen intuitiv, uns zu schützen. Nur wenn wir diese erste Reaktion erspüren und anerkennen können, können wir überprüfen, ob sie der jetzigen Realität angemessen ist. Wenn wir das »Nein« unseres Körpers übergehen, begeben wir uns in einen Raum der Schutzlosigkeit. Das Anerkennen des momentanen Neins gibt uns die Wahrnehmung der Sicherheit unserer eigenen Grenzen, und erst von da aus können wir überprüfen, ob eventuell doch eine neue Entscheidung möglich ist.

In der oben schon beschriebenen Übung heißt das dann vielleicht, dass die stehende Teilnehmerin, die die Frage »Kann ich einen Schritt näherkommen?« hört, zunächst Nein sagt, dann in Ruhe die Sicherheit in ihrem Körper spürt, die durch die Wahrung der eigenen Grenze ausgelöst wird, und dann eventuell sagt: »Ja, einen halben Schritt« (mit dem Wissen, dass sie jederzeit das Gegenüber bitten kann, doch wieder zurückzugehen).

So ist es möglich, dass wir uns allmählich mit unserem »Ja und Nein« anfreunden und die wohltuende Wirkung spüren, die es hat, wenn wir das eigene Nein wahrnehmen und ausdrücken.

Oft leitet uns auch eine etwas eigentümliche Idee, dass wir, wenn wir nur lange genug Ja sagen – auch zu Dingen, die wir eigentlich nicht wollen –, irgendwann dahin kommen, wo wir sein möchten oder wo wir das bekommen, wonach wir uns sehnen. Dabei geht uns verloren, dass bereits hier und jetzt, in der Anerkennung unseres momentanen Neins, womöglich die Freiheit und die Wunscherfüllung liegen, die wir so gerne erreichen möchten.

Übung: Die Nachwirkung des Nein-Sagens genießen

Beginnen Sie wieder damit, alleine und für sich »Nein« zu sagen, laut oder leise. Erlauben Sie sich nach jedem Nein, das Gefühl von Sicherheit und einem eigenen Raum tief einsinken zu lassen. Erlauben Sie, dass der Atem tiefer wird und das Gefühl von »eigenem Raum und klarer Grenze« sich in Ihnen ausbreitet.

Nehmen Sie diese Übung mit in die alltägliche Welt und lassen Sie sich immer wieder Zeit, Ihre »Neins« zu genießen und durchaus immer wieder zu feiern.

Da uns Menschen das Gefühl der Zugehörigkeit existenziell wichtig ist, schiebt sich die Angst vor der Ausgrenzung manchmal vor die Wahrnehmung des eigenen Neins. Evolutionär haben wir gelernt, dass wir es nicht riskieren dürfen, ausgeschlossen zu werden, sonst entsteht (oder entstand) die Gefahr, dass wir nicht überleben. Und diese innere Notwendigkeit, das Ausgeschlossensein zu verhindern, ist noch immer wirksam, selbst in Situationen, in denen wir auch allein gut zurecht kämen und überleben würden.

Seien Sie freundlich zu sich selbst. Erlauben Sie sich, das Unbehagen oder auch die Angst wahrzunehmen, die mit der Wahrnehmung eines Neins vielleicht auftaucht. Und lassen Sie Ihrem Inneren die Zeit zu überprüfen, ob diese Befürchtung jetzt im Moment begründet ist.

Lassen Sie sich den inneren Raum, um die verschiedenen Facetten des Erlebens wahrzunehmen, und lassen Sie sich Zeit zu identifizieren, was sie bedeuten. Kommen Sie zu einer Ruhe, die es Ihnen ermöglicht, die innere Bewegung wahrzunehmen, die durch ein gefühltes Nein ausgelöst wird. Indem Sie Raum geben für die innere Bewegung und Ihre Wahrnehmung, kann die Ihnen innewohnende Intelligenz sich entfalten und Ihnen Möglichkeiten zeigen.

Um sich mit dieser Haltung vertraut zu machen, können Sie zum Beispiel üben, den Raum der inneren Wahrnehmung zu erweitern – ähnlich wie das im Praktizieren von Meditation, vor allem auch Achtsamkeitsmeditation, vorgeschlagen wird. Sie geben bewusst Raum für alles, was sich in Ihnen bewegt, ohne sofort und direkt damit etwas tun zu müssen.

Ein tibetischer Lehrer hat unsere innere Situation einmal so beschrieben: Unsere Gedanken leben eng zusammengepfercht wie Kühe im Winter in einem zu engen Stall. Wenn Sie dann im Frühjahr auf die Weide gelassen werden, springen sie erst einmal wild herum und sind gar nicht zu bändigen. Aber nach einiger Zeit grasen sie ruhig und sind zufrieden.

Sie sind also eingeladen, den Gedanken, die Sie zur Entscheidung drängen und die es Ihnen schwer machen, Ihr Ja oder Nein zu finden, zunächst die offene Weide anzubieten, auf der sie herumhüpfen können, und abzuwarten, bis sie sich etwas beruhigt haben.

Eine gute Möglichkeit, das zu üben, ist sehr schlicht. Ich schlage Ihnen vor, eine oder mehrere der Übungen zu machen, die Sie bisher kennengelernt haben und die Sie mögen. Dann machen Sie ein Nickerchen und lassen in Ihrem Inneren einfach alles so herumhüpfen oder ruhig grasen, wie es gerade will.

Übung: Machen Sie ein Nickerchen

Legen Sie sich möglichst bequem hin, gerne eingerollt. Und dann machen Sie es sich noch ein bisschen bequemer – Sie werden bemerken, das geht eigentlich immer! Nickern Sie.

Lassen Sie Ihre Gedanken frei, lassen Sie sie herumhüpfen, vielleicht schauen Sie amüsiert zu. Oder schlafen Sie einfach ein. Oder bewegen Sie sich »zwischen den Welten«, dösen und träumen Sie. Vor allem aber: Geben Sie Ihrem Inneren Raum und lassen Sie sich in Ruhe nickern.

Und wenn Sie genug genickert haben, strecken und räkeln Sie sich.

1.3 Das Mangelbewusstsein vertreiben – Zufriedenheit entstehen lassen

Wenn unsere Wahrnehmung unserer Grundsicherheit wächst: »Ich bin hier, der Boden trägt mich, der Atem fließt«, können wir allmählich auch intensiver wahrnehmen, wie reich wir versorgt sind.

In unserer Kultur gibt es wenig existenziellen Mangel, aber unsere Körper, und dabei auch das Gehirn, reagieren häufig so, als wäre es anders. Bedürfnisse und Wünsche, die auftauchen, erzeugen nicht nur die Wahrnehmung »Das hätte ich gerne«, sondern auch die Wahrnehmung »Etwas fehlt« und als Replik alter Erfahrung, die sowohl evolutionär als auch individuell geprägt sein kann, »Ich bin in Not«.

So wird das Leben zum Notfall.

Eine kleine Geschichte am Rande: Julie Henderson hat uns Teilnehmern ihrer Trainings manchmal Bleistifte mit Sinnsprüchen geschenkt. Dabei war auch »Life is not an emergency«. Wir haben darum gebeten, dass diese Bleistiftaufschrift auch ins Deutsche übersetzt wird. Und da passierte ein kleiner Fehler. Unsere Bleistifte sagten uns: »Leben ist ein kleiner Notfall.« Tja ... Wie nah an unserem Erleben!

Auch die Wahrnehmung von Mangel und Not sind zunächst körperliche Wahrnehmungen und können durch eine Einladung an den Körper, mehr Körperflüssigkeiten fließen zu lassen, mehr Pulsation zuzulassen, mehr Präsenz zu erleben, beeinflusst werden.

Hier beschreibe ich Ihnen einige Übungen, die uns als KörperSein einladen, uns der Sicherheit und Zufriedenheit zuzuwenden, die gerade möglich sind, und die festgehaltenen Strukturen, die ein Mangelgefühl hervorrufen, aufzulösen. Sie sind eingeladen zu Körperübungen, zu Meditations- und Atemübungen. Und die Intention des Übens kommt wieder in die Aufmerksamkeit.

Wir beginnen mit den Strukturen um unseren Mund herum. Ob die Muskeln um unseren Mund mit genügend Flüssigkeit versorgt sind, gibt eine wichtige Rückmeldung an uns als Körper. Wir schließen daraus, ob es »genug für uns gibt«. Deshalb wenden wir uns zunächst auch diesem Bereich zu. Und welch große Bedeutung die Flüssigkeiten in unserem Körper und die Pulsation haben, wird im Weiteren noch deutlicher. Aber zunächst:

Übung: Pferdeschnauben

Legen Sie die Lippen locker aufeinander, lassen Sie den Atem durch die Lippen ausströmen und schnauben Sie wie ein Pferd.

Übung: Kleine Kerne spucken

Stellen Sie sich vor, Sie hätten kleine Kerne zwischen den Lippen, die Sie loswerden wollen. »Spucken« Sie sie in hohem Bogen aus.

Übung: Prusten

Pressen Sie die Lippen fest zusammen und drücken Sie die Luft beim Ausatmen durch die geschlossenen Lippen. Freuen Sie sich am Geräusch, das entsteht.

Mit diesen kleinen Übungen laden Sie dazu ein, dass das Gewebe um Ihren Mund herum mit mehr Flüssigkeit versorgt wird, sodass auch in der direkten Körperwahrnehmung mehr »Fülle« entsteht. Das gibt die Rückmeldung an unser KörperSein, dass »genug« für uns da ist. Lassen Sie dieses Gefühl von »genug« tief in ihr KörperSein sinken. Es könnte sein, dass dadurch eine Vertiefung des Atems ausgelöst wird. Und das gibt wieder eine Rückmeldung über Fülle an das KörperSein.

Diese Übungen haben viele weitere und zusätzliche Wirkungen, hier beschreibe ich nur ganz speziell ausgewählte Effekte. Aber nehmen Sie doch auch ganz bewusst wahr, welche Freude mit Pferdeschnauben, Prusten und Himbeerkernespucken verbunden ist. Vielleicht eine Freude, die an Erfahrungen in Kindertagen erinnert, in denen unsere Ausdrucksmöglichkeiten noch nicht so erwachsen eingeschränkt waren.

Und wenn wir gerade bei Freude sind:

Übung: Grimassen schneiden

Bringen Sie Ihr Gesicht in Bewegung. All die kleinen Muskeln, die im Alltag der Erwachsenen zum Stillhalten verdonnert sind, dürfen sich in alle Richtungen ausdehnen und die seltsamsten Gesichtsausdrücke und Grimassen hervorrufen. Vielleicht gibt es sogar Töne dazu.

Und vielleicht möchten Sie dem Ernst des Lebens einmal die Zunge herausstrecken ...

Jetzt wäre ein Nickerchen besonders gut.

Und dann zurück zur Wahrnehmung von Fülle und Weite:

Übung: Zwischenrippenräume weiten

Wieder eine Übung, bei der Sie aufrecht stehen. Beugen Sie sich seitlich und dabei auch ganz leicht nach hinten. Legen Sie eine Hand auf die Rippenbögen der gedehnten Seite. Lassen Sie Ihren Atem bewusst in diesen Bereich fließen. Lassen Sie mehr Raum zwischen den Rippen entstehen.

Dann kommen Sie zurück zum einfachen Stehen und genießen Sie die Weite im Oberkörper. Machen Sie das auch zur anderen Seite.

Wenn wir die Zwischenrippenräume weiten und die Faszien in Bewegung bringen, geben wir den Lungenflügeln mehr Raum, der Atem kann besser und unangestrengter fließen. Unser KörperSein nimmt das wahr als »gut versorgt sein«, aber auch als »Weite und Freiheit«, und das kann ein wahrer Genuss sein.

Wir können auch mehr Raum im Oberkörper entstehen lassen, indem wir die Brustwirbelsäule freier machen.

Übung: Brustkorb weiten

Setzen Sie sich in den Schneidersitz. Stützen Sie beide Arme auf den Oberschenkeln ab. Drücken Sie das Brustbein nach vorne, soweit es geht. Verweilen Sie einen Moment.

Dann ziehen Sie das Brustbein zurück, rollen Sie den Oberkörper quasi ein. Verweilen Sie auch so einen Moment.

Machen Sie diese Hin- und Herbewegung einige Male. Dann sitzen Sie und lassen den Atem fließen.

Wie wäre es mit einem Nickerchen?

Das Weiten des Brustkorbes und die Beweglichkeit des Brustbeines erlauben uns, Fülle wahrzunehmen. Die größere Flexibilität erlaubt uns auch wahrzunehmen, was wir wollen und wünschen, ohne in Vergeblichkeit oder in Nachdruck zu verfallen.

Wir können lernen, uns nach etwas auszustrecken, und das Ausstrecken selbst genießen. Wir können die Möglichkeit entwickeln, etwas zu wollen und uns gleichzeitig der momentanen Fülle bewusst zu bleiben. Wir können lernen, uns sogar im »Habenwollen« auszuruhen und dann die nächste Anstrengung zu unternehmen, um zu bekommen, was wir möchten. Oder auch lernen, selbst mit dem unerfüllten Wunsch gut weiterzuleben – der Fülle bewusst.

Übung: Sich nach etwas ausstrecken

Hocken Sie sich hin. Aus der Hocke strecken Sie die Arme weit nach vorne. Lassen Sie die Bewegung im unteren Rücken beginnen und sich bis in die Fingerspitzen hinein ausdehnen. Stellen Sie sich vor, vor Ihnen liegt gerade unerreichbar etwas, das Sie wirklich gerne erreichen möchten. Bewegen Sie mal den einen Arm und dann den anderen weiter nach vorne. Genießen Sie die Ausdehnung. Und bleiben Sie beim »Habenwollen«.

Dann kommen Sie zurück in die Hocke, lassen Sie sich in die Hocke sinken, ruhen Sie sich aus.

Wiederholen Sie die Streckung. Und jetzt erlauben Sie sich, mit äußerster Anstrengung, mit allem Sehnen und Wünschen zu erreichen, was Sie haben wollen (was da virtuell vor Ihnen liegt), und nehmen Sie es zu sich. Genießen Sie.

Wenn wir unseren Körper vertraut machen mit der Bewegung des Habenwollens ohne Zurückhaltung, wird selbst diese Bewegung zur Freude. Wenn wir unser KörperSein in der momentanen Fülle verankern können, sind Versagungen keine Katastrophe. Dann können wir uns die Wünsche erlauben, an denen unsere Sehnsucht hängt, und tun, was es zu tun gibt, um sie zu erfüllen, und gut weiterleben, wenn sie sich nicht erfüllen lassen.

Und wenn wir spüren, dass wir uns in der Enttäuschung und Frustration verfangen, die unerfüllte Wünsche oft begleiten, kann eine kleine Übung helfen, den Raum wieder zu weiten.

Übung: Meditation »Dankbarkeit«

Finden Sie eine bequeme Haltung. Nehmen Sie Ihren Körper wahr, spüren Sie, wie der Atem ein- und ausfließt. Lassen Sie alles, wie es ist. Keine Anstrengung, gerader zu sitzen, gleichmäßiger zu atmen, ruhiger zu sein. Erlauben Sie dem Sein, sich zu entfalten, wie es möchte.

Und dann erlauben Sie Ihrem Geist etwas wahrzunehmen, wofür Sie dankbar sind: Dass Sie atmen; dass Sie sitzen, liegen oder stehen können; dass Sie festen Boden unter den Füßen haben; dass Sie Kleidung haben etc.

Wählen Sie einfache, schlichte Dinge, die uns so oft als Selbstverständlichkeit erscheinen. Lassen Sie das Gefühl der Dankbarkeit sich ausbreiten. Und dann ruhen Sie sich aus.

Aber: Hier gibt es eine kleine Falle. Wenn wir uns unseren inneren Zuständen nur zuwenden um sie zu verändern, laufen wir Gefahr, zum eigenen Kritiker zu werden. Es ist ein schmaler Grat zwischen der Annahme eines inneren Zustandes, die mit der Einladung zur Weitung verbunden ist, und der Kritik an einem inneren Zustand mit der Aufgabe der Veränderung. Oft ist dieser Unterschied subtil, manchmal ist beides vermischt.

Die begleitende Frage ist: Können wir uns erlauben, mit uns selbst befreundet zu sein und den »Beobachter« in uns, den Teil der Bewusstheit, der wahrnimmt, was geschieht, freundlich werden lassen? Können wir uns selbst ins Herz schließen und das, was ist, annehmen? Können wir unsere Unvollkommenheit lassen, wie sie ist, und die tiefe Menschlichkeit in allem wahrnehmen, was erscheint?

Und was braucht es dafür?

Immer wieder ist es gut, innezuhalten und die eigene Intention beim Üben mit ins Gewahrsein zu nehmen. Wie wäre es zu üben, ohne Selbstverbesserung anzustreben? Womöglich einfach so – weil es Freude macht, weil wir neugierig sind, weil wir eine ungestillte Sehnsucht nach Weite und Offenheit spüren?

Übung: Gähnen

Vor allem, wenn Sie spüren, dass die kritische Selbstverbesserung Sie »im Griff« hat, ist vielfaches Gähnen eine wunderbare Übung, um wieder zu einer entspannteren Haltung zu kommen.

Gähnen Sie häufig, tief und mit Genuss.

Gähnen hat viele wunderbare Effekte, hier geht es jetzt vor allem darum, dass sich die Anspannung löst, die mit der Selbstkritik verbunden ist. Alles, was wir mental erleben, hat eine körperliche Entsprechung, und wir können unseren jeweiligen Zustand immer sowohl vom Inhalt des Geistes her beeinflussen (indem wir beeinflussen, was wir denken) als auch vom Körper her (sodass die Neurochemie andere Information an unser Gehirn gibt).

Neurochemie

Neurochemie beschreibt die chemischen Vorgänge im Körper, die sich im Nervengewebe abspielen, sowohl im Gehirn als auch im gesamten Zentralnervensystem. Winzige Moleküle, die Botenstoffe, bewegen sich im Körper, in den Synapsen der Nervenzellen, zwischen den Organen. Sie »transportieren« sozusagen Gefühle und Gedanken, und ohne sie wären Wahrnehmung und Handeln nicht möglich.

Diese Botenstoffe sind gewissermaßen der organisch-biochemisch sichtbare Teil unserer Psyche und unseres Körpers, unseres Körper-Seins. Die allermeisten dieser Botenstoffe lassen sich durch die Untersuchung des Blutes oder des Liquors nachweisen.

»Jeder Gedanke und jedes Gefühl wird von einer spezifischen Kombination unterschiedlicher Neurotransmitter getragen. Die wichtigsten der bekannten Botenstoffe im menschlichen Körper sind für ganz bestimmte Gefühls- und Geisteszustände verantwortlich: Serotonin wirkt emotional beruhigend, etwas bewusstseinsdämpfend und schlaffördernd; Dopamin regt emotional und sexuell an, fördert Wachheit, Fantasie und Kreativität; Acetylcholin ermöglicht Gedächtnis und intellektuelle Einsichten, schärft die Wahrnehmung und ist der Neurotransmitter unseres Denkens; Noradrenalin macht wach, bewusstseinsklar, fördert Alarmbereitschaft, aber auch heftiges Ausagieren; GABA wirkt beruhigend und entspannend« (Zehentbauer 2013, S. 55–56).

In unserem KörperSein lösen zum einen Gedanken und Gefühle Botenstoffe aus, zum anderen steuert das körperliche Empfinden die Neurotransmitter (und damit auch die Gefühle). Die Art der Gerichtetheit (z. B. schnelles Handeln oder ruhiges Verweilen bis hin zur Meditation) verändert die Neurochemie genauso wie unsere Ausrichtung in der basalen Wahrnehmung der Welt – ein Geflecht von Wirkungen und Rückwirkungen, auf das wir in den verschiedensten Facetten Einfluss nehmen können.

Mit dem Verständnis der Neurochemie wird auch verständlicher und zugänglicher, wie wir über die Veränderung eines körperlichen Zustandes ein Gefühlserleben beeinflussen können. (Aber Vorsicht: Auch das ist nicht das endgültige Verständnis unseres KörperSeins, es ist eine hilfreiche, aber begrenzte Sicht.)

Eine wunderbare Möglichkeit, mit der (so oft) vorhandenen Tendenz zur Selbstkritik umzugehen, ist auch das »funny talking«, das »komische Sprechen«.

Übung: Komisches Sprechen

Legen Sie die Zungenspitze hinter die unteren Zähne. Lassen Sie die Zunge breit und schwer werden, so als dürfte die Zunge sich hängen lassen.

So erzählen Sie sich dann, was Sie alles falsch machen, was Sie an sich kritisieren, was überhaupt am Leben falsch ist, was alles fehlt und geändert werden müsste.

Und genießen Sie das Lachen, das womöglich entsteht.

Sie können das »funny talking« zur liebevollen Begleitung schwierigster innerer und äußerer Zustände machen. Mit »funny talking«, dem komischen Sprechen, laden wir unseren Geist ein, seine Anspannung zu lösen – zum einen die Anspannung, die es bedeutet, sich selbst ständig verbessern und verändern zu wollen, aber auch die Anspannung, die durch Befürchtungen und Zukunftsprojektionen entsteht.

So schwierig, wie uns das Leben oft erscheint, ist es selten wirklich. Es wird eher so schwierig durch unsere innere Anspannung über die vermeintliche Schwierigkeit und die Gedanken darüber, was geschehen könnte, und die Ängste, die dann daraus entstehen. Der momentanen Schwierigkeit – dem, was wirklich »jetzt« von uns gefordert wird – sind wir oft viel besser gewachsen, als wir uns vorstellen können.

Und darüber hinaus: Probieren Sie einmal aus, wie es ist, wenn Sie sich die kleinen Missgeschicke des Alltags mit »funny talking« erzählen. Die verschüttete Milch, die verschwundene Socke, der verlegte Schlüssel werden dann zu einer Einladung zum Schmunzeln oder Lachen.

Was für eine Erleichterung des Alltäglichen.

Und auch hier kann eine Quelle der Zufriedenheit entstehen – wenn die Ärgernisse des Alltags zu dem werden, was sie sind: kleine Ärgernisse, blöde Hindernisse, Störungen. Wenn der Hintergrund mit im Bild bleibt – all die Möglichkeiten und guten Bedingungen, in denen wir leben –, relativiert sich die Störung.

Eine weitere Möglichkeit, unsere Aufmerksamkeit auf die uns umgebende Fülle zu richten und uns von dieser Fülle nähren zu lassen, bietet uns eine Atem-Meditationsübung.

Doch zunächst noch einige Anmerkungen, die bei allen Arten von Atemübungen hilfreich sein können: Bevor Sie überhaupt mit Übungen beginnen, die die Aufmerksamkeit auf den Atem legen, lade ich Sie ein, sich mit Ihrem Atem und seinem Fließen anzufreunden. Wir neigen dazu, die Wahrnehmung zu verengen, wenn wir uns auf den Atem konzentrieren und fokussieren. Wenn wir das zu intensiv tun, entsteht leicht ein Gefühl von Enge und Bedrängnis. In Atemübungen wird deshalb oft empfohlen, nur einen Teil der Aufmerksamkeit beim Atem zu lassen und die Aufmerksamkeit gleichzeitig zu öffnen für die Wahrnehmungen des »Drumherum«. Um zu lernen, wie man bei der Wahrnehmung des Atems leicht und weiträumig bleiben kann, sind Sie hier eingeladen, sich zunächst mit Ihrem Atemfluss »anzufreunden«.

Übung: Sich mit dem Atem anfreunden

Machen Sie es sich bequem – sitzend, liegend, stehend, wie Sie mögen. Aber machen Sie es sich wirklich bequem. Nehmen Sie wahr, wie Ihr Ein- und Ausatmen Ihren Körper bewegt. Der Bauch hebt und senkt sich oder der Brustraum weitet sich, vielleicht bewegen sich sogar die Schultern. Lassen Sie einfach nur in Ihrer Aufmerksamkeit auftauchen, wie Ihr Körper durch den Atemfluss sanft bewegt wird. Bleiben Sie mit einem Teil Ihrer Aufmerksamkeit bei dieser Wahrnehmung, seien Sie neugierig auf die Veränderungen, spüren Sie die Veränderung, die alleine schon durch Ihre Aufmerksamkeit geschieht.

Verweilen Sie bei dieser Wahrnehmung, wie der Atem ein- und ausströmt und der Körper dabei bewegt wird. Lassen Sie den Raum Ihrer Aufmerksamkeit etwas größer werden und erlauben Sie, dass auch Ihr Beobachten durch den Atem bewegt wird. Spüren Sie den leichten Wellen in Ihrem KörperSein nach. Wenn Sie mutig sind, erlauben Sie sich wahrzunehmen, wie Ihre Wahrnehmung der Welt durch den Atemfluss beeinflusst und bewegt wird.

Freunden Sie sich mit dieser Bewegung in ihrer Unregelmäßigkeit an. Geben Sie jede Tendenz auf, beeinflussen zu wollen, was geschieht. Lassen Sie sich von den Atemwellen tragen – Ihren Körper, Ihre Wahrnehmung, Ihr Sein.

Und dann wäre ein Nickerchen gut.

Und wenn Sie jetzt die Wahrnehmung der Fülle vertiefen möchten, können die folgenden Atemübungen Sie unterstützen:

Übung: Fülle atmen

Machen Sie einige der kleinen Übungen, die Sie bisher kennengelernt haben, mit denen Sie Ihre Wahrnehmung von sich als KörperSein vertiefen und Ihre Wahrnehmung für die Umgebung öffnen.

Nach einer kleinen Ruhephase sitzen, liegen oder stehen Sie bequem. Lassen Sie die Aufmerksamkeit zu Ihrem Atem wandern. Nehmen Sie den Fluss des Atems wahr, die ständigen Wellen, den unregelmäßigen Rhythmus, und lassen Sie den Atem fließen, wie er möchte.

Richten Sie Ihre Aufmerksamkeit auf die Luft, die Sie einatmen. Nehmen Sie wahr, wie der Raum um Sie herum gefüllt ist mit dieser Luft, die Sie einatmen und die Ihren Körper nährt. Nehmen Sie bewusst wahr, wie der Raum um Sie herum Ihnen diese nährende »Substanz« zur Verfügung stellt. Begleiten Sie jedes Einatmen mit der Freude und

Dankbarkeit für diese Fülle, die Ihnen zur Verfügung steht. Erlauben Sie, dass Ihr Körper diese Fülle mit jeder Zelle aufnimmt.

Dabei achten Sie darauf, dass Ihre Wahrnehmung sich nicht völlig auf den Atem »einengt«. Hören Sie auch die Geräusche um sich herum, kommen Sie immer wieder dahin zurück, den Körper wahrzunehmen. Lassen Sie die Aufmerksamkeit zwischen der Wahrnehmung des Atems und anderen sensorischen Wahrnehmungen hin und her wandern.

Übung: Energie und liebende Präsenz atmen

Wieder machen Sie es sich bequem und gemütlich. Sitzend, stehend, liegend – immer noch ein bisschen bequemer und angenehmer. Das kann der aufrechte Lotussitz sein – genausogut wie eine zusammengerollte Seitenlage oder das Stehen mit lockeren Knien. Finden Sie heraus, was gerade das Beste für Sie ist. Werden Sie sich der Sie umgebenden Luft bewusst, die mit jedem Atemzug in Ihren Körper strömt, dann werden Sie sich der Energie bewusst, die Sie umgibt und die mit jedem Atemzug Ihren Körper füllt. Erlauben Sie sich die Wahrnehmung, dass jede Zelle mit dieser Energie gefüllt und genährt wird. Tun Sie das so lange, bis Sie sich erfüllt und zufrieden fühlen, und machen Sie dann ein kleines Nickerchen.

Wenn Sie mögen, setzen Sie das Üben fort. Nehmen Sie den Raum, der Sie umgibt, als liebende Präsenz wahr. Als ein Feld, das Ihnen wohlgesonnen und zugetan ist. Erlauben Sie zumindest die innere Öffnung dafür, dass das so sein könnte. Atmen Sie liebende Präsenz ein und aus.

Seien Sie offen dafür, die Schwingungen zu erspüren, die dadurch in Ihrem Sein entstehen.

Ruhen Sie sich aus.

Lassen Sie die Wahrnehmung von Fülle, Versorgtsein und Zufriedenheit Ihre alltägliche Begleitung werden.

1.4 Sich mit Vergänglichkeit anfreunden

Wenn wir uns allmählich mehr verankern in der momentanen Sicherheit des Seins als Körper, wenn wir den Boden unter den Füßen, das Dach über dem Kopf, die Versorgung mit Essen und Trinken, die

Kleidung, die uns zur Verfügung steht, und die Decke, mit der wir uns zudecken, wieder als die Ressource unseres Lebens wahrnehmen können, als die Grundsicherheit des Moments, dann können wir beginnen, unseren Geist zu öffnen für die Wahrnehmung der Vergänglichkeit, in der sich so viele Schätze verbergen.

In einer Kontemplation sind Sie eingeladen, sich mit Vergänglichkeit anzufreunden – mit der Begrenztheit des Lebens – und die Kostbarkeit wahrzunehmen, die dabei entsteht. Und Sie finden Übungen, die Ihren Körper einladen, sich in diesem jeweiligen Moment sinken zu lassen und zur Ruhe zu kommen.

Beginnen Sie mit einer kleinen Kontemplation:

Übung: Vergänglichkeit bewusst werden lassen

Sitzen, stehen, liegen Sie. Lassen Sie irgendeinen Gegenstand Ihrer Umgebung in Ihrer Wahrnehmung auftauchen. Ein Schrank, ein Stuhl, eine Pflanze, ein Tier – was immer gerade zu sehen ist. Machen Sie sich bewusst, wie dieser Gegenstand, diese Pflanze, dieses Tier entstanden ist. Machen Sie sich damit den Herstellungs- oder Wachstumsprozess bewusst. Und dann lassen Sie die weitere Entwicklung des Gegenstandes, der Pflanze, des Tiers in Ihrem Geist ablaufen: das allmähliche Entstehen, das Er- und Verblühen, die Reife und den Tod. Und dann die weitere Entwicklung: Verfall und Auflösung und ...

Lassen Sie die Wahrnehmung dieses Prozesses zu. Wenn Sie mögen, nehmen Sie wahr, wie sich gleichzeitig alles um Sie herum in diesem Prozess befindet, Sie selbst eingeschlossen.

Ständige, unablässige Veränderungsprozesse, alles bewegt sich, man könnte auch sagen: Alles tanzt. An dieser Stelle empfehle ich Ihnen, sich ein Buch oder Video anzuschauen, in dem die Bewegung des Lebens auf atomarer Ebene gezeigt wird. Oder z. B. das Buch *zehn hoch* (Morrison 1996), das die Ähnlichkeit der Strukturen im Universum und in unserem Körper bildhaft deutlich macht. So können wir uns ganz allmählich der Wahrnehmung nähern, dass die Dinge nur auf einer ganz bestimmten Ebene so fest sind, wie sie uns erscheinen. Man könnte sagen, sie werden fest durch unsere Art der Wahrnehmung. Dem können wir allmählich eine neue Art der Wahrnehmung hinzufügen, indem wir uns erlauben, unsere Aufmerksamkeit mehr auf die Beweglichkeit und Veränderlichkeit zu richten.

Übung: Den Atem in seinem Fluss wahrnehmen

Beginnen Sie ganz einfach mit der Wahrnehmung des Ein- und Ausatmens. Nehmen Sie den Atem wahr wie eine Welle, die zum Strand läuft und wieder zurück. Keine Welle gleicht der anderen.

Kein Atemzug kommt wieder. Jeder Atemzug ist neu, erscheint und vergeht. Während Sie still sitzen oder liegen, verbinden Sie sich mehr und mehr mit diesem Atemfluss. Und beginnen Sie mehr und mehr, jeden Moment dieses veränderlichen Flusses wahrzunehmen.

Vielleicht öffnet sich dabei die Wahrnehmung dafür, jeden einzelnen Moment in seiner Kostbarkeit zu erleben, ähnlich wie Friedemann Schulz von Thun es beschreibt (Pörksen u. Schulz von Thun 2014):

> Schulz-von-Thun: »In meinem Normalleben bleibt das Bewusstsein vom Mysterium meines Seins ganz im Hintergrund. Die Figur im Vordergrund besteht aus dem Pragmatismus der alltäglichen Angelegenheiten. Aber dann und wann, und immer häufiger, vertauschen sich Figur und Hintergrund: Dann habe ich bei ganz alltäglichen Verrichtungen plötzlich das Gefühl, das wundersame Mysterium meines Daseins zu fassen. Dann erfahre ich den Augenblick als etwas, was um seiner selbst willen geschieht.«
>
> Pörksen: »Können Sie diesen Gedanken noch genauer ausführen?«
>
> Schulz von Thun: »Das ist nicht leicht zu erklären, ich bin dann von ehrfürchtigem Staunen erfasst. Und so kann ein Gefühl von Kostbarkeit aufkommen, von Lebenskostbarkeit, das sich noch verstärkt, wenn ich weiß, dass ich nicht ewig bin …«

Die Bewusstheit der Vergänglichkeit macht die Kostbarkeit des Moments erst deutlich. Mit dem Wahrnehmen der Vergänglichkeit öffnet sich uns eine neue Ebene, in der jeder Moment wertvoll wird. Dies ist eine Wahrnehmung, die nur schwer aufrechtzuerhalten ist. Aber wir können uns allmählich daran gewöhnen, uns immer und immer wieder in diese Art der Wahrnehmung hinein sinken zu lassen.

Und vielleicht können wir uns in diesem Zusammenhang auch mit der Begrenztheit unseres Lebens noch mehr anfreunden. Wenn Sie mögen, sind Sie hier eingeladen, sich in einer kleinen Meditation die Begrenztheit des Lebens bewusster zu machen und vielleicht neue Aspekte zu entdecken.

Übung: Meditation über die Begrenztheit des Lebens

Sitzen, stehen, liegen Sie, wie Sie mögen. Nehmen Sie Ihren Atem wahr und lassen Sie diesen Atem Ihr Anker sein. Stellen Sie sich vor, Sie wüssten, dass Sie noch ein Jahr zu leben hätten. Was würde sich verändern? Wie würden Sie den jetzigen Moment erleben? Wie ihn aufnehmen? Können Sie sich darauf einlassen zu erleben, dass die Anzahl der Atemzüge, die Sie noch machen werden, begrenzt ist? Können Sie die Kostbarkeit jedes Atemzugs spüren?

Lassen Sie sich in ein Nicht-Tun sinken und genießen Sie die Tiefe des Moments.

Und dann kann das, was uns zunächst als Bedrohung unserer Sicherheit erscheint – die Vergänglichkeit des Seins –, zu einer weiteren Zuflucht werden, zu einem Ort, der uns die Kostbarkeit und das Mysterium des Seins spüren lässt. Und eine tiefe Sehnsucht, über das Alltagsbewusstsein hinauszugelangen, findet eine erste Antwort.

Vielleicht ist das auch der Moment, um das erste Mal das eigene Herz einzuladen, zur Ruhe zu kommen – »herunterzuruhen« mitten im Trubel des Alltäglichen.

Übung: Das Herz sinken lassen

Setzen Sie sich, lehnen Sie sich dabei möglichst an (vor allem, wenn Sie die Übung das erste Mal machen). Stellen Sie sich vor, wie Ihr Herz von haltendem Gewebe umgeben ist, und hinter dem Herzen gibt es so etwas wie ein Kissen, das durch das Gewebe gebildet wird. Erlauben Sie Ihrem Herzen, sich in das Kissen sinken zu lassen, zur Ruhe zu kommen, sich anzulehnen, gehalten zu sein. Genießen Sie.

Und während Ihr Herz ruht, werden Sie sich all der Aspekte von Sicherheit bewusst, um die es im letzten Kapitel ging – dem Boden unter den Füßen, Ihrem eigenen Raum und seinen sicheren Grenzen, der Grundversorgung mit allem, was Sie dringend brauchen (Essen, Trinken, Wärme, Sicherheit), und dann lassen Sie die Kostbarkeit des Moments aufscheinen.

Und erlauben Sie sich, sich in Ruhe zu lassen.

Übung: Sich in Ruhe lassen

Sitzen oder liegen Sie. Machen Sie es sich bequem. Wenn Sie mögen, legen Sie eine Hand aufs Herz, die andere Hand auf den Bauchnabel. Spüren Sie die Atemwellen.

Lassen Sie sich in Ruhe. Lassen Sie alles, wie es ist. Verweilen Sie, solange es Ihnen guttut und solange es Ihnen möglich ist.

Machen Sie ein Nickerchen.

2 Im Körper zu Hause sein

Das Zuhause, das wir immer bei uns haben, sind unser Körper und unser Geist, unser KörperSein. Wie wohl und zu Hause wir uns in Körper und Geist fühlen, bestimmt viel darüber, wie wir uns in der Welt fühlen und wie uns die Welt erscheint.

Dass unser Körper mit Behagen oder Unbehagen auf unsere Gedanken reagiert, ist uns vertraut. Genauso, wie wir wissen und immer wieder spüren, dass unser Körper die psychische Verfassung widerspiegelt, in der wir sind. Und nicht selten drückt unser Körper Spannungen und Konflikte aus, in denen wir stecken, die uns (noch) nicht ganz bewusst sind. Was uns aber unvertrauter ist, ist die Möglichkeit, unser Befinden, unsere Gefühle und unsere Wahrnehmung durch eine Veränderung unseres Körperzustands zu beeinflussen.

2.1 Selbstregulation stärken

Wir wissen inzwischen, dass Bewegung einen hilfreichen Einfluss hat, wenn man sich depressiv fühlt. Eine Zusammenfassung vielfältiger Studien findet sich z. B. online (Müller 2013). Hinweise auf die tiefe Verbindung zwischen körperlichem Zustand und psychischem Wohlergehen häufen sich. Und dennoch ist es (noch) keine Selbstverständlichkeit, dass wir uns unserem Körper zuwenden, wenn es uns psychisch nicht gut geht, und durch Körperübungen etwas tun, um uns wohlzufühlen.

Es gibt einfache Möglichkeiten, unser Wohlbefinden über unseren Körperzustand zu beeinflussen, die uns sozusagen als »eingebaute Selbstregulation« mitgegeben sind. Eine Selbstregulation, auf die unser Körper von allein zurückgreift, wenn wir ihn lassen und nicht zu sehr unter Druck stehen, uns »erwachsen« zu benehmen. Hier finden Sie Übungen, die Sie in dieser Selbstregulation unterstützen. Sie erfahren etwas über die Bedeutung von Flüssigkeiten im Körper und von Pulsation und können durch Übungen dazu einladen, dass mehr Flüssigkeiten im Körper fließen und die körpereigene Pulsation unterstützt wird.

Zur Selbstregulation haben Kinder meist einen ungehinderten Zugang, und im Älterwerden werden uns durch gesellschaftliche und kulturelle Vorstellungen, wie wir sein sollen, viele dieser Selbstregulationsmöglichkeiten abtrainiert. Dazu gehört z. B., sich ungeniert zu strecken und zu räkeln, zu seufzen und zu gähnen oder auch zu schnauben und zu prusten.

Manche der Übungen sind schon im vorigen Kapitel aufgetaucht und kommen hier wieder hervor. Wir können nicht oft genug daran erinnert werden. Manche sind »neu« und doch altbekannt und laden dazu ein, Altbekanntes neu zu probieren.

Übung: Sich strecken und räkeln

Wenn Sie aus einem Nickerchen auftauchen, strecken und räkeln Sie sich ausgiebig.

Lassen Sie nach und nach all die Töne und Geräusche entstehen, die Sie von ganz allein machen, wenn Sie es zulassen. Seufzen Sie, jammern Sie, frohlocken Sie – ganz, wie Ihnen zumute ist.

Mit dem Strecken verschaffen Sie sich Raum im Körper, das Bindegewebe und die Muskeln werden bewegt. Mit den Tönen entlassen Sie die Spannung aus dem Körper. Und dann lassen Sie sich Zeit, Veränderungen zu bemerken.

Neben vielen kleinen Wohlfühleffekten nutzen Sie hier auch die bioelektrische Eigenschaft des Bindegewebes, denn »(…) wenn es sanft gedehnt wird, erzeugt es kleine elektrische Impulse, die vom Körper als wohltuend, heilend und regenerierend empfunden werden. Wenn Sie sich strecken, zupfen Sie sanft im ganzen Körper an diesem Gewebe. […] Wenn Sie sich geraaaade richtig strecken, reagiert Ihr Bindegewebe, indem es neurochemische Stoffe produziert, die Freude auslösen« (Henderson 2012, S. 41).

Übung: Seufzen

Seufzen Sie, ausgiebig.

Und dann seufzen Sie ein paar Mal so, als ob der Seufzer oben über Ihrem Kopf beginnt und durch den ganzen Körper bis zu den Füßen wandert.

Seufzen ist eine Möglichkeit der Stressunterbrechung, die uns ganz einfach zur Verfügung steht. Wenn wir in Stress geraten, wird unser Atemmuster eingeengt und auf bestimmte Art gleichförmig. Von dieser Enge befreit sich unser Körper spontan durch Seufzen (s. auch Vlemincx et al. 2010). Dann wird der Atem wieder variabler – die Atemzüge unterscheiden sich mehr, die Wellen gleichen sich nicht so sehr –, und wir fühlen uns befreiter. Wenn Sie gefragt werden, warum Sie seufzen, können Sie also ohne Bedenken sagen: »Ich mache neurophysiologisches Stressmanagement.« Wenn wir es zulassen können, seufzen wir immer wieder und verschaffen uns damit mehr inneren Raum, mehr Atemvolumen und ein freieres Körpergefühl.

Übung: Unendliches Gähnen

Gähnen, gähnen, gähnen Sie. Machen Sie eine Pause und gähnen Sie weiter.

Und dann machen Sie vielleicht ein Nickerchen.

Die positiven Auswirkungen des Gähnens sind vielfältig und wunderbar. Es gibt Neurowissenschaftler, die das Gähnen als die beste und schnellste Entspannungsmethode bezeichnen, die wir kennen. Eine Methode, die gleichzeitig Entspannung und Wachsamkeit erzeugt, die unsere Fähigkeit, mit anderen mitzuschwingen, erhöht und uns hilft, unser Verhalten mit anderen zu synchronisieren. Andrew Newberg, Neurowissenschaftler an der Universität von Pennsylvania, und sein Kollege Mark Robert Waldman bezeichnen Gähnen als »die fünftbeste Trainingsmethode für unser Gehirn« (Newberg u. Waldman 2010, S. 211) und beschreiben eine ganze Liste von positiven Auswirkungen (ebd., S.215-216):

»1. Gähnen stimuliert Wachsamkeit und Konzentration.
2. Gähnen optimiert die Gehirntätigkeit und den Stoffwechsel.
3. Gähnen fördert die kognitiven Funktionen.
4. Gähnen erhöht den Abruf von Erinnerungen.
5. Gähnen steigert das Bewusstsein und die Fähigkeit, in sich hineinzuhören.
6. Gähnen mindert Stress.
7. Gähnen entspannt alle Körperteile.
8. Gähnen fördert die freiwillige Kontrolle über Muskeln.
9. Gähnen steigert athletische Fähigkeiten.

10. Gähnen ermöglicht die Feinabstimmung Ihres Zeitgefühls.
11. Gähnen fördert Einfühlungsvermögen und soziales Bewusst sein.
12. Gähnen steigert Vergnügen und Sinnlichkeit.«

Was für ein einfaches Mittel, unser Wohlbefinden zu steigern – und wie verpönt und missverstanden in unserer Kultur! Wir haben gelernt, dass es unhöflich, ja geradezu verachtend ist, jemanden anzugähnen. Und so versuchen wir häufig, das Gähnen zu unterdrücken. Vielleicht kann das Wissen über diese lange Liste der positiven Effekte helfen, die nächsten Gähner zu feiern. Und dann wird das spontane Gähnen allmählich wieder zu etwas, zu dem Ihr KörperSein greift – als Zugang zum größeren Wohl-Sein, den Sie nicht einmal bewusst steuern müssen.

Und lächeln Sie. Verblüffende Ergebnisse der neurowissenschaftlichen Forschung (ebd., S. 205) zeigen uns, dass diese kleine Veränderung (in unseren Gesichtsmuskeln) große Veränderungen in unserem Gehirn und Körper, in unserer Stimmung und in unserem Umfeld nach sich zieht. Die Forschung sagt uns, dass Sie mit Lächeln Ihre Fähigkeit, eine positive Lebenshaltung aufrechtzuerhalten, stärken können. Und dass wir uns schon allein durch den Anblick eines fotografierten Lächelns sicherer fühlen können. Noch ganz zu schweigen davon, wie anders unsere Umwelt reagiert – je nachdem, wie wir die Menschen um uns herum anschauen. In den Lehren des buddhistischen Lehrers Thích Nh'ât-Hạnh wird eine Lächelmeditation empfohlen, bei der wir nicht nur anderen, sondern auch uns selbst zulächeln (Nh'ât-Hạnh 1993). Wenn Sie mehr darüber wissen möchten: Sein Buch *Ich pflanze ein Lächeln* ist im Internet auch kostenlos als Hörbuch verfügbar.

Übung: Lächeln

Lächeln Sie sich selbst zu – vielleicht zunächst schüchtern und vorsichtig, so wie man jemandem zulächelt, den man nicht gut kennt und über dessen Reaktion man sich nicht sicher ist.

Und dann lächeln Sie deutlicher. So wie wir lächeln, wenn uns etwas oder jemand begegnet und wir uns freuen. Lächeln Sie Ihrem Herz zu, oder Ihrem Darm, oder Ihren Nieren. Probieren Sie gerne ein bisschen herum. Lassen Sie die Wirkung sich in Ihnen ausbreiten.

Dieses kleine Lächeln unterstützt uns, mit uns selbst vertrauter und freundlicher zu sein und allmählich unser KörperSein als das angenehme und wohlige Zuhause zu erkennen, das wir gerne hätten. Selbst in schwierigen Situationen oder in Phasen schwieriger Gefühle und Stimmungen lässt sich eigentlich immer etwas finden, dem man zulächeln kann – und sei es die Nasenspitze.

Und es gibt noch weitere, kleine, schlichte und vergnügliche Möglichkeiten, die Selbstregulation unseres Körpers zu unterstützen und aus dem Stress oder der schlechten Laune in ein größeres Wohlbefinden zu kommen und uns damit in uns selbst mehr zu Hause zu fühlen.

Übung: Schwingen Sie Ihre Arme

Stehen Sie aufrecht, Füße etwa schulterbreit auseinander, Ihre Knie dürfen sich lockern. Schwingen Sie die Arme um sich herum. Einfach so. Lassen Sie Ihre Arme weit schwingen oder eng am Körper – so, wie es Ihnen im Moment guttut. Schwingen Sie, solange Sie mögen. Und dann ruhen Sie sich aus.

Arme schwingen ist einfach, vergnüglich (wenn wir es mögen) und führt auf einfachste Art und Weise aus eingeschränkten Bewegungsmustern heraus, in die wir unter Stress oder in schlechten Stimmungen leicht geraten. Vielleicht erinnert es Sie an Kinderspiele, oder an die Bewegungen, die Sie als Kind ohne nachzudenken immer wieder gemacht haben. Ein Ausdruck der Unbeschwertheit. Und Schwingen bewegt unsere Körperflüssigkeiten und hilft dadurch, den Energiefluss durch den Körper zu erhöhen.

Körperflüssigkeiten und ihre Bewegung haben einen großen Einfluss darauf, wie wir uns fühlen.

Körperflüssigkeiten

Uns ist kaum bewusst, dass die meisten Körperteile einen großen Wasseranteil aufweisen. Wir sind sehr viel »flüssiger«, als wir bemerken, und in unserer Vorstellung über uns selbst ist das auch kaum enthalten. Aber die Zahlen zeigen es. Bei Geweben und Organen ist der Wasseranteil annähernd 70–80 %. Blutplasma z. B. besteht bis zu 90 % aus Wasser, Knochen immer noch bis zu 25 % und Fett zu etwa 10–15 %. Die Flüssigkeiten befinden sich zum Teil innerhalb der einzelnen Zellen und zum Teil außerhalb und bewegen sich in bestimmten Bereichen des Körpers, z. B. zwischen den Zellen und Organgeweben und dem Bindegewebe, es gibt Blutplasma und Lymphe und es gibt die sogenannte transzellulare Flüssigkeit, die u. a. Speichel, Schweiß und Urin einschließt. Der Körper eines Erwachsenen enthält durchschnittlich 40 Liter Wasser. Viele Informationswege im Körper nutzen das Wasser. In Wasser gelöste Substanzen sind Bestandteile biochemischer Reaktionen, die die Grundlage unseres Lebens sind. Das Wasser verteilt Nährstoffe und nimmt Abfallprodukte mit. Und es sorgt an empfindlichen Stellen in unserem Organismus für Schutz, für Gleitfähigkeit und Temperaturausgleich. Außerdem haben Blut- und Lymphkreislauf eine enge Verbindung, die dafür sorgt, dass viele wichtige Substanzen durch unseren Körper wandern können und z. B. unser Immunsystem unterstützt wird.

Ganz einfach lässt sich die Wirkung von größerem Durchlauf von Flüssigkeiten beobachten, wenn wir unsere Schultern, unseren Nacken und unseren Rücken (genau wie unseren Geist) einladen, unnötige Lasten abzulegen.

Übung: Die Last der Welt absetzen

Im Stehen heben Sie die Arme über den Kopf und haken Sie dabei die Finger der beiden Hände ineinander. Sie brauchen nicht zur Seite zu ziehen, das Gewicht der Arme genügt. Heben Sie die Hände mehr nach oben oder nach unten und spüren Sie dabei, wo im Rücken diese Spannung ankommt. Suchen Sie sich eine Position, in der Sie für einige Zeit bleiben.

Nach einiger Zeit, sowie in Ihnen der Impuls auftaucht (und warten Sie nicht zu lange), lassen Sie die Hände los und »setzen die Last ab«. Erlauben Sie Ihrem Gewebe, die Erleichterung zu spüren und zu integrieren. Stehen Sie lange genug, damit dies wirklich im Gewebe ankommen kann.

Dann wiederholen Sie die Übung, wenn Sie mögen, und greifen jetzt andersherum mit den Händen ineinander. Wieder setzen Sie ab, wenn Sie den Impuls dazu verspüren, und stehen einige Zeit, um die Erleichterung im Gewebe ankommen zu lassen und die neue Information des Körpers an den Körper zu integrieren und sie genussvoll wahrnehmen zu können.

Diese Übung funktioniert auch im Sitzen – probieren Sie es aus.

In unseren Gruppen haben wir verschiedene Sätze, die innerlich beim Absetzen der Last gesprochen werden können, wenn einem danach ist. So z. B.: »Möge heute jemand anderes die Welt regieren« oder (in Frauengruppen besonders beliebt) »Möge heute jemand anderes die Welt aufräumen«. Es gab aber auch schon deftigere Vorschläge »Soll sich doch jemand anderes um den Scheiß kümmern« oder »Ich lege alles hin und gehe«. Finden Sie gerne neue Sätze – hilfreiche, vergnügliche Unterstützungen für die Wahrnehmung, dass Sie nicht für alles verantwortlich sind, und auch dafür, dass nicht jede Verantwortung auf den Schultern getragen werden muss. Zur direkten körperlichen Wirkung der Übung sagt Julie Henderson: »Diese Übung pumpt die Deltamuskeln und Teile des Trapeziusmuskels an der Basis unseres Halses. Gerade mit diesen Muskeln warten wir darauf, dass sich die Dinge ändern, finden wir uns mit dem ab, was wir nicht mögen, und tragen unsere Lasten. Indem wir diese Muskeln pumpend beanspruchen, dekomprimieren und reinigen wir sie – ersetzen alte Flüssigkeiten durch frischen Saft und spülen angesammelte Gifte aus« (Henderson 2012, S. 93).

Ein Nebeneffekt der Übung ist auch, dass wir lernen können, Spannung im Körper nur dort sein zu lassen, wo wir sie gerade brauchen. Sie können sich im oberen Bereich des Körpers anspannen und die Spannung deutlich spüren und können doch die Knie lockern und das Becken lösen. Das kann auf alle möglichen Lebenssituationen übertragen werden: Spannung nur da wo und so viel wie nötig, der Rest darf sich lockern und entspannen.

Und weil durch diese kleinen und überaus schlichten Übungen unser Körper immer wieder angeregt wird, Flüssigkeiten zu bewegen und Stoffwechselgifte auszuscheiden, ist es besonders wichtig, während des Übens und danach genügend zu trinken, den Körper im Flüssigkeitsdurchlauf zu unterstützen. So können freiwerdende Giftstoffe ausgeschieden werden (ohne Kopf- oder Gliederschmerzen zu verursachen). Und am besten ist es, etwas zu trinken, was dem Körper keine zusätzliche Information zumutet (also kein Koffein oder Teein und möglichst auch keine Kräuter, sondern eher klares heißes oder kaltes Wasser – wie es Ihnen behagt). Meist dauert es einige Zeit des Übens, bis wirklich eine Bewusstheit darüber entsteht, wie tiefgreifend diese schlichten Übungen auf den Körperkreislauf Einfluss nehmen und wie vielfältig ihre Wirkungen sind. Also trinken Sie schon mehr als gewöhnlich, auch wenn Sie noch nicht von der Wirkung der Übungen überzeugt sein sollten.

Und jetzt sind Sie eingeladen, das Truthahnflattern auszuprobieren.

Übung: Truthahnflattern

Strecken Sie Ihre Arme zur Seite und lassen Sie dann Unterarme und Hände nach unten hängen. Die Ellbogen zeigen leicht (!) nach hinten und nach oben, ohne die Schultern hochzuziehen. Beginnen Sie mit einer kleinen Drehbewegung um die eigene Achse und fragen Sie dabei Ihren Rücken, welche Bewegung er gerade akzeptiert und mag.

Wenn Sie diese Bewegung gefunden haben, drehen Sie gerne auch schneller und lassen Sie die Truthahnflügel flattern. Und noch bevor es anstrengend wird, lassen Sie die Arme wieder lang werden und lassen Sie die Bewegung allmählich ausschwingen.

Diese Übung hilft, den Flüssigkeitsdurchlauf durch das Gewebe an der Rückseite Ihres Herzens zu vergrößern. Dort spannen wir uns an, wenn wir befürchten, von hinten angegriffen zu werden, oder wenn wir glauben, unser Herz von hinten schützen zu müssen. Manchmal ersetzt diese Anspannung einen Schutz, den wir eher vorn, an der Körpervorderseite bräuchten. Laden Sie Ihren Körper ein, diesen »rückseitigen« Schutz zu lösen, und horchen Sie auf Ihre Impulse. Vielleicht ist es gut, eine der Übungen zur Grenzziehung zu machen? Und genießen Sie die Wahrnehmung, wie Sie in der Lage sind, unnötige Spannung zu lösen und sich dennoch sicher zu fühlen. Und wie es vielleicht innerlich wärmend ist, wenn die Rückseite des Herzens sich entspannen darf.

Im *Zapchen* gibt es noch einige weitere Übungen, die unterstützen, dass Körperflüssigkeiten sich mehr bewegen. Eine davon ist »Jiggeln«. Die deutsche Übersetzung des Wortes *jiggle* wäre schütteln oder wippen. Beide Worte geben nur unzureichend wieder, um was es geht. Ich bleibe hier bei der Bezeichnung »Jiggeln«, auch weil sie lautmalerisch dieses kleine Vergnügen am besten wiedergibt, das zu der Übung gehört.

Übung: Jiggeln

Stellen Sie sich hin, die Füße etwa schulterbreit und lassen Sie durch Auf- und Abwippen mit den Knien allmählich eine kleine Schüttelbewegung entstehen, die dann nach und nach durch den ganzen Körper fließt. Laden Sie alle Bereiche Ihres Körpers ein, vom Jiggeln erfasst zu werden – wenn Sie mutig sind, auch Ihr Gehirn. (Aber Vorsicht: Der Inhalt der Schubladen könnte durcheinanderkommen.) Lassen Sie auch die Töne entstehen, die das Jiggeln begleiten mögen.

Nach einiger Zeit des Jiggelns lassen Sie die Bewegung ganz allmählich kleiner und feiner werden und langsam ausklingen. Spüren Sie dieser feinen Vibration, diesem feinen Schwingen im Körper nach. Halten Sie nichts an, lassen Sie zu, dass die Energie, die durch das Jiggeln in Bewegung gebracht wurde, im Inneren des Körpers weiterfließt.

Wir sind noch immer bei Übungen, die die Selbstregulation unseres Körpers stärken und die unser KörperSein an die kleinen, einfachen Möglichkeiten erinnern, wie man den Stress und das Unbehagen loslassen und sich mehr ins momentan mögliche Wohlgefühl begeben kann. Wir tun bei diesen Übungen ja kaum etwas Neues – fast alles haben wir als Kinder selbstverständlich geschehen lassen, wenn wir Entlastung und Freude gesucht haben. Dabei ist der Mechanismus sehr einfach. Zunächst sucht unser KörperSein nach Entlastung, nach Möglichkeiten, Spannung loszuwerden, um dann zu etwas überzugehen, was Wohlbefinden und Freude hervorruft – also vielleicht erstmal seufzen, jammern und stöhnen und dann der Freude Ausdruck geben. So kann z. B. Armeschwingen mit begleitendem Seufzen erst einmal helfen, Spannung zu lösen und zu mehr Beweglichkeit zu finden, und im Weiterschwingen taucht allmählich die Freude an der Bewegung auf, und das Schwingen wird zum Vergnügen. Manchmal kann sich das Jiggeln auch zunächst etwas mühsam anfühlen, und wenn die körpereigene Energie in Bewegung kommt, wird es belebend und angenehm. Beim Ausdruck der Mühsal kann es auch helfen, so richtig deutlich zu grummeln und sich zu beschweren.

Übung: Grummeln und sich beschweren

Je nachdem, wie Sie es gerade empfinden, grummeln Sie deutlich vor sich hin über die vorgeschlagene Übung oder auch über die Zumutungen des Lebens. Grummeln Sie oder beschweren Sie sich lautstark, indem Sie Töne machen, die Ihren Unmut ausdrücken. Genießen Sie diese Einladung. Wir werden nicht allzu oft dazu aufgefordert.

Und wenn Grummeln und Sich-Beschweren nicht ausreicht, versuchen Sie es einmal mit dem, was wir Ächzen und Stöhnen nennen.

Übung: Ächzen und stöhnen

Um das Ächzen und Stöhnen hervorzubringen, nutzen wir unseren Körper wie eine Pumpe, indem wir uns aus dem Stehen heraus in die Hocke »zusammendrücken«.

Oder wie Julie Henderson es sagt: »Setze deine lärmende Pumpe in Gang, indem Du die Räume zwischen den Diaphragmen Deines Körpers zusammendrückst, besonders die Diaphragmen des Beckenbodens und das breite Band, das zentrale Diaphragma und das quer durch die Lungenspitzen verlaufende intrathorakale Diaphragma ... beuge Dich etwas nach vorne und drücke Dich sanft – aber enthusiastisch – innerlich zusammen. Die Luft, die Du aus Dir herausdrückst, bewirkt beim Passieren der Stimmbänder das Ächzen und Stöhnen« (Henderson 2012, S. 54).

Das hört sich komplizierter an, als es ist. Und kann sehr viel Spaß machen. Es ist einen Versuch wert.

Dabei ist es wichtig zu unterscheiden zwischen der Mühsal, die es bedeuten kann, sich erst einmal wieder in Bewegung zu bringen oder die eigene Energie zum Fließen zu bewegen, und dem inneren Widerstand gegen eine Übung. Wenn Sie Widerstand gegen eine Übung spüren, geben Sie dem Raum. Versuchen Sie zunächst, dem Widerstand Ausdruck zu verleihen – mit Tönen, mit »Nein sagen« –, und schauen Sie dann, ob das etwas verändert. Wenn Sie jetzt mögen, machen Sie die Übung – wohl wissend, dass Sie jederzeit aufhören können. Aber vielleicht entdecken Sie auch, dass Sie wirklich nicht wollen. Dann lassen Sie es auch bleiben. Es ist zäh und kostet zu viel Aufmerksamkeit, wenn wir wie gewohnt glauben, wir müssten etwas Unangenehmes nur lange genug ertragen oder durchhalten, um etwas Gutes zu erreichen. Wenn Sie bemerken, dass dieser Glaube wirksam wird, lassen Sie sich Zeit, wieder zum momentanen Empfinden zurückzufinden. Entscheiden Sie schlicht: Möchte ich oder möchte ich nicht? Und erlauben Sie sich, dass das in fünf Minuten schon wieder anders sein könnte.

Und dann: Lassen Sie sich hängen. Wenn Sie sich nicht erinnern, wie das geht, lesen Sie die Übung noch einmal nach. Erinnern Sie sich daran, ehrgeizlos zu sein und nur dem momentanen Wohlgefühl zu folgen. Erlauben Sie Ihrem Körper, den eigenen Stand zu finden, wenn Sie sich wieder aufrichten. Widerstehen Sie der Vorstellung, wie es geht, »richtig« zu stehen. Überlassen Sie die Regulation des Aufrechtstehens Ihrem Körperwissen.

Und beginnen Sie, sich im Stehen hin- und herzuwiegen.

Übung: Sich im Stehen wiegen

Wiegen Sie sich hin und her. Lassen Sie Ihr Gewicht sich von einer Seite zur anderen verlagern. Finden Sie einen angenehmen Rhythmus und überlassen Sie sich nach und nach mehr dieser Bewegung. Lassen Sie es anstrengungslos werden, sodass Sie immer weiter wiegen könnten.

Und wenn die Bewegung ausklingt, indem Sie sie allmählich kleiner werden lassen, stehen Sie und spüren Sie den Nachklang des Wiegens im Körper. Und dann wäre ein Nickerchen gut.

Oder probieren Sie es im Sitzen.

Übung: Sich schaukeln im Sitzen

Sitzen Sie aufrecht – in einer Haltung, in der Sie sich hin und her schaukeln können. Lassen Sie den Unterkörper stabil sein und bewegen Sie den Oberkörper aus den Hüften heraus seitwärts hin und her. Finden Sie ein Schaukeln, das Ihnen wirklich behagt.

Und dann laden Sie Ihren Körper dazu ein, die Bewegung kleiner werden zu lassen, immer kleiner und feiner, sodass Ihr Körper irgendwann seine im Moment stimmige Haltung im Sitzen von alleine finden kann.

Die Übung »Alignment« dient zur Vertiefung des Schaukelns und ist eine Einladung an den Körper, zu einem Gefühl von Ganzheit und Stimmigkeit zu finden. Sie hat viele Ebenen und Implikationen. Sie finden Sie im Teil »Übungen für das Fortschreiten« (Kap. 5).

Sowohl »Jiggeln« als auch »Sich-Wiegen« sind – wie viele andere Übungen – eine Möglichkeit für unseren Körper, zu einer im Moment angenehmen Pulsation zu finden. Was damit gemeint ist und warum Pulsation so eine große Bedeutung hat, ist einen Extraerläuterung wert.

Pulsation

Es ist ganz einfach: Alles, was lebt, pulsiert – was nicht pulsiert, lebt nicht. Wir nehmen es als selbstverständlich hin – diese ständige, dynamische, sich entfaltende Bewegung nach innen und außen, hin und her, Widerstand und Loslassen, die allem Lebendigen zu eigen ist. Diese Bewegung nimmt in unserer Wahrnehmung kaum Raum ein und ist doch zentral in unseren Lebensprozessen.

»Außerdem erschaffen wir durch Pulsieren unseren Körper. Falls Sie das noch nie gesehen haben, nehmen Sie sich einmal die Zeit, ein Video über die Zellteilung anzuschauen. Bei der Zellteilung einer befruchteten Eizelle ist deutlich zu sehen, wie diese überaus dynamisch pulsiert, sich in zwei Zellen teilt, diese wiederum in vier und immer so weiter – bis zu den zehn Billionen Zellen, aus denen ein erwachsener Körper besteht. Die Pulsation zeigt uns, dass Leben vorhanden ist …« (Henderson 2007, S. 19).

Unser Blut pulsiert in einem bestimmten Rhythmus durch die Adern, unsere Lungen werden durch die Atemwellen bewegt, Hormone werden ausgeschüttet und Gehirnwellen schwingen. Viele, viele Schwingungsfolgen – oder, wie wir hier sagen: Pulsationsmuster – sind heute bekannt. Manche dauern nur kurze Sekundenbruchteile, manche ziehen sich über lange Zeiträume hin. In der kraniosakralen Therapie wird z. B. vor allem auf den kraniosakralen Rhythmus Einfluss genommen, ein regelmäßiges Ausdehnen und Zusammenziehen des Flüssigkeitssystems, das Gehirn und Rückenmark umhüllt und schützt, ein Zu- und Abfluss von Liquor.

»Der Puls kann von einem Augenblick zum anderen schneller oder langsamer werden. Dies ermöglicht uns eine flexible Reaktion auf Herausforderungen sowie die Option, uns auszuruhen. Was Temperatur und Klima betrifft, gibt es eine eher schmale Spannbreite, in der Menschen überleben können. Der Bereich, in dem wir entspannt leben und gedeihen können, ist noch enger. Auf gleiche Weise haben jedes Organ und System des Körpers eine bestimmte Bandbreite der Pulsation, die das Überleben ermöglicht; und jedes hat eine schmalere »optimale« Bandbreite der Pulsation, die Wohlbefinden entspricht und unterstützt. Wenn zum Beispiel das Herz durchgehend schneller schlägt, als es der Obergrenze seines optimalen Bereiches entspricht, fangen wir an, uns unruhig zu fühlen; wenn es zu langsam schlägt, fangen wir an, uns träge, kraftlos und deprimiert zu fühlen. In ähnlicher Weise entsteht Unruhe, wenn wir zu schnell atmen; atmen wir hingegen zu wenig, dann bewegen wir uns in Richtung emotionaler Betäubung. Jenseits der beiden Enden des Überlebensbereichs liegt der Tod. Zu schnell oder zu langsam, das Herz versagt und wir sterben. Das gilt für jedes Hauptorgan oder System: Außerhalb der Überlebensspanne liegt der Tod. Wenn das Pulsieren einen zu hohen Spitzenwert oder eine zu niedrige Talsohle erreicht, dann hört der Körper einfach auf« (Henderson 2007, S. 20–21). Jedes Körpersystem, jedes Organ, jedes Gewebe hat seine ganz eigene Bandbreite des Pulsierens und seinen eigenen Rhythmus. Und wenn es sich im bestmöglichen Rhythmus pulsierend bewegt, erleben wir das als Wohlgefühl. Zum Glück müssen wir das nicht selbst wissen und planen. Unsere körpereigene Selbstregulation ist intelligent und sucht von sich aus nach der besten Möglichkeit. Wir können Körpersysteme, Organe und Gewebe aber einladen, nach einer Optimierung der Pulsation zu suchen, und sie an Wohlbefinden erinnern.

Immer wenn wir Muskeln bewegen und achtsam dabei sind, wenn wir Körpergewebe zur Ausdehnung und Flexibilisierung einladen, wenn wir durch Töne unseren Körper ermuntern, seine Spannung auszudrücken und loszulassen, laden wir uns selbst ein, uns in Richtung eines größeren Wohlgefühls auszurichten. Immer wenn wir unseren Körper einladen, Spannungen loszulassen, die im Moment für die Bewältigung des Lebens eher hinderlich als förderlich sind, und wenn wir dazu einladen, dass Körperbereiche mit Flüssigkeit versorgt und flexibel sind, bewegen wir uns dahin, uns im Wohlgefühl mehr zu beheimaten. Dabei können wir unerwarteten Hindernissen begegnen – vor allem der Wahrnehmung, dass dieses größere Wohlgefühl unsere tiefsten Meinungen über uns und über unser Leben infrage stellt.

Das kann die tief verankerte Bereitschaft sein zu glauben, dass die nächste (Selbst-)Wertminderung schon auf uns wartet und wir uns vorsorglich in Verteidigungshaltung bringen müssen; es kann auch die Bereitschaft sein, Not und Mangel als die eigentliche Basis unseres Lebens anzusehen, die Vorstellung, dass die nächste Katastrophe gleich um die Ecke kommt, und die stille Erwartung, dass sich unsere Sehnsüchte im Leben immer wieder als Grundlage für tiefe Enttäuschungen erweisen werden. Manche dieser tiefen Überzeugungen lassen sich leicht auflösen, und es gelingt uns, der momentanen Erfahrung von Fülle, Wertschätzung, Frieden und Erfüllung zu trauen und sie auch in unsere Vorstellung des Lebens zu integrieren, was heißt, dass wir sie mehr und mehr im KörperSein verankern. Andere Überzeugungen, die auf frühe Erfahrungen zurückgehen und tief in unserer Körperstruktur und in unserer Bewusstheit leben, brauchen mehr Geduld, mehr Zeit und viele gute Erfahrungen, bis sich auch die Basisstruktur mehr ins Wohlgefühl hinein entspannt. Also lassen Sie sich Zeit ...

Mehr inneren Raum für den Durchlauf von Flüssigkeit, für Energie und flexible Pulsation können Sie auch mit Atemübungen schaffen, die Strukturen des Körpers zur Weitung einladen. Diese Übungen nennt Julie Henderson »Schritte ab der Mitte des Weges« (Henderson 2012, S. 10) und weist dadurch darauf hin, dass sie eher geeignet sind für Menschen, die sich mit den ersten Übungen des *Zapchen* bereits vertraut gemacht haben.

Probieren Sie sie gerne aus, aber lassen Sie sich nicht entmutigen, wenn diese Übungen zunächst verwirrend, unklar oder ohne Effekt erscheinen. Dann wäre es vielleicht gut, jemanden zu finden, der oder die Sie in die Übungen einführen kann.

Übung: Eierlege-Atem

Das ist eine Übung, die selbst bei der direkten Anleitung häufig zu Verwirrung führt und einige Zeit braucht, bis ein Verständnis für die innere Bewegung entsteht. Also lassen Sie sich bitte Zeit fürs Ausprobieren.

Werden Sie sich der Strukturen an der Basis Ihres Rumpfes bewusst, des Beckenbodens mit seinen verschiedenen Geweben. Probieren Sie aus, welche der Muskeln an der Basis Sie bewusst steuern können. Falls Sie damit nicht vertraut sind, können Sie aber sicher den Beckenboden lockern und hochziehen. Die Muskeln, die Sie dafür brauchen, werden Sie auch jetzt bei der Übung benutzen.

Atmen Sie tief ein und drücken Sie beim Einatmen (!) leicht mit den Muskeln der Basis nach unten. Als Frau können Sie sich vorstellen, dass sehr leicht ein Ei aus der Vagina nach außen gleitet. Als Mann stellen Sie sich vielleicht vor, ein Ei aus dem Hoden gleiten zu lassen. Beim Ausatmen lassen Sie die bewusste Aufmerksamkeit für die Muskeln einfach los, lassen Sie locker. Machen Sie diese Art des Atmens zwei- bis dreimal und dann spüren Sie den Empfindungen nach. Ein Nickerchen wäre gut.

Mit dieser Art des Atmens weiten und stabilisieren Sie allmählich den Beckenraum. Das erlaubt Ihnen, mehr Energie aufzunehmen, und erhöht damit die Vitalität und Kraft, die uns zur Verfügung steht. Und damit wird eine stabilere Basis entstehen – wir sind nicht so leicht »aus der Fassung zu bringen«.

Übung: Schlürfatem

Beginnen Sie wie bei einem Eierlege-Atem. Weiten Sie beim Einatmen den Raum des Beckenbodens nach unten. Beginnen Sie etwa ab der

Hälfte des Einatmens, den Atem schlürfend nach oben zu ziehen. Wenn Sie fast an der oberen Grenze des Einatmens angelangt sind, atmen Sie ein paar Atemzüge lang in kurzen Schlürfern aus und ein. Spüren Sie nach.

Beide Atemübungen erweitern den Raum im Körper. Der Eierlege-Atem weitet Raum im Becken, der Schlürfatem weitet darüber hinaus auch den Brustraum. Die Lungenflügel werden auch in den obersten Bereichen belüftet, die sonst kaum bewegt und gefüllt werden. Gewebeschichten, die wir als Diaphragmen bezeichnen, werden bewegt, tonisiert und flexibilisiert. Sowohl die Gewebeschicht im unteren Bereich des Beckenraums als auch die im Bereich unter den Schultern, die beide jeweils quer durch den Körper eine Struktur bilden, reagieren auch auf emotionale Erfahrungen. Beide Strukturen ziehen sich zusammen, wenn wir Kränkungen, Demütigungen oder auch Bedrohungen unserer »Potenz« erleben. Im Laufe der Zeit ziehen sie sich dann chronisch zusammen, wenn sie nicht immer wieder eingeladen werden, sich zu dehnen und Flüssigkeit aufzunehmen. Eine Tonisierung dieser Diaphragmen kann uns langfristig unterstützen, auch kränkende oder demütigende Erfahrungen besser zu verarbeiten oder uns zu stabilisieren, wenn wir solche Erfahrungen befürchten oder erwarten. Beide Schichten stehen in Verbindung mit unserer Möglichkeit, Hingabe und Vertrauen zu erleben, uns zu öffnen und zu genießen. Ihre Tonisierung erhöht unsere Genussbereitschaft. Machen Sie sich vertraut damit und wie immer: Lassen Sie sich Zeit.

2.2 Summen

Die Selbstregulation, die Pulsation und den Lauf der Flüssigkeiten im Körper und damit unser Wohlgefühl können wir auch maßgeblich beeinflussen durch Summen in den Körper. Weil das Summen so viele verschiedene Wirkungen hat und so unglaublich viele Möglichkeiten in sich birgt, nimmt es hier einen ganz besonderen Platz ein.

Machen Sie zunächst einen kleinen ersten Versuch.

Übung: Den Summton finden

Sitzen oder liegen Sie. Legen Sie eine Hand auf den oberen Brustkorb. Suchen Sie nach einem Summton, den Sie mehr »in den Körper fallen lassen«, als ihn nach außen zu richten. Spüren Sie die Vibration unter Ihrer Hand. Oder legen Sie Ihre Hand leicht direkt auf den Hals, dahin, wo der Ursprung des Summtons ist, und spüren Sie dort die Vibration.

Wenn es Ihnen jetzt noch möglich ist, das Summen anstrengungslos werden zu lassen, haben Sie eine neue Möglichkeit gefunden, Ihr Wohlgefühl im Körper zu unterstützen, und sind eingeladen zu einer ersten Summreise durch den Körper. Dabei nehmen Sie sich möglichst nicht vor, einen langen Summton zu machen oder einen besonders tiefen oder oder ... Lassen Sie das Summen so auftauchen, wie es gerade mag. Vielleicht in langen und leisen Summern, oder immer wieder unterbrochen in kleinen Wellen, oder tief und brummend, aber mit Pausen. Und immer veränderlich.

Übung: Summreise durch den Körper

Machen Sie eine kleine Reise durch den Körper, lenken Sie Ihre Aufmerksamkeit in verschiedene Bereiche des Körpers, dem folgt das Summen dann von allein und anstrengungslos. Liegen Sie beim ersten Mal zum Ausprobieren am besten auf dem Rücken.

Beginnen Sie damit, noch einmal in den oberen Brustkorb zu summen, dahin, wo Sie gerade die Vibration gespürt haben. Lassen Sie das Summen sich in diesem Bereich ausdehnen und das Gewebe auch im Inneren berühren. Summen Sie einige Atemzüge lang, dann wandern Sie mit der Aufmerksamkeit zum Nacken und zum oberen Schulterbereich. Verweilen Sie dort mit dem Summen. Gehen Sie weiter zum gesamten Bereich des Kopfes und lassen Sie das Summen sich hier ausbreiten.

Dann wandern Sie weiter zur rechten Schulter und dem rechten Oberarm, bleiben Sie auch hier für einige Atemzüge mit Ihrer Aufmerksamkeit, dann geht es weiter zu Ellbogen und Unterarm und schließlich zu Handgelenk und Hand. Machen Sie das auch auf der linken Seite. Beginnen Sie mit der Aufmerksamkeit bei linker Schulte und Oberarm, gehen Sie dann zu linkem Ellbogen und Unterarm und schließlich zu Handgelenk und Hand.

Dann erlauben Sie dem Summen, den ganzen Bereich Ihres Oberkörpers zu berühren und das Gewebe sanft zu vibrieren. Lassen Sie auch Ihre inneren Organe vom Summen berührt sein.

Und wandern Sie mit der Aufmerksamkeit zu Becken- und Bauchraum. Auch hier kann das Summen inneres und äußeres Gewebe berühren und den Raum mit sanfter Vibration füllen.

Gehen Sie weiter zu rechter Hüfte und Oberschenkel, dann zu rechtem Knie und Unterschenkel und schließlich zu Knöchel und Fuß auf der rechten Seite. Und wandern Sie mit der Aufmerksamkeit zu linker Hüfte und linkem Oberschenkel, zu linkem Knie und linkem Unterschenkel, zu Knöchel und Fuß. Bleiben Sie bei jedem Bereich zumindest für einige Atemzüge – gerne, solange es Ihnen gefällt.

Dann lassen Sie Ihre Aufmerksamkeit Ihren gesamten Körper einschließen und summen Sie für einige Zeit in den Körper. Lassen Sie das Summen sich überall hin ausbreiten. Wenn Sie zur Ruhe kommen, »baden« Sie noch einige Zeit in der Nachschwingung des Summens und dann machen Sie ein Nickerchen.

Die Schallwellen, die Sie erzeugen, wenn Sie summen, wandern in größter Geschwindigkeit durch den ganzen Körper. Schall ist eine sich fortpflanzende Welle, die sich nicht nur in Luft, sondern auch in Gasen, Festkörpern und Flüssigkeiten ausabreiten kann. Schall bewegt sich in Luft mit einer Geschwindigkeit von 343 m/s und in Wasser mit 1.484 m/s. Die Schallwelle wandert also mit höchster Geschwindigkeit – schneller, als Sie denken können – durch Ihren Körper. Dabei bedeutet Schallwelle Druck und Lösen, oder auch Verdichten und Verdünnen, in einem ganz bestimmten Muster. Diese Schallwelle bewegt auf feinste Weise Ihr Gewebe und trägt die Information bis zur Zellebene.

Probieren Sie das doch noch einmal mit einer Summreise durch die Organe Ihres Körpers.

Übung: Summreise durch die Organe

Legen Sie sich bequem hin. Lassen Sie wieder ein Summen auftauchen, das sich angenehm und anstrengungslos anfühlt. Machen Sie dieses Mal eine Reise durch die Organe des Körpers, indem Sie mit Ihrer Aufmerksamkeit zu den verschiedenen Organen wandern. Dabei seien Sie aufmerksam für die Rückmeldung des jeweiligen Organs, ob besummt zu werden angenehm ist oder ob Sie eher in die Umgebung des Organs summen, und auch, welche Art des Summens vom jeweiligen Organ als angenehm erlebt wird. Bleiben Sie mit Ihrer Aufmerksamkeit bei jedem Organ, solange es angenehm ist, und wandern Sie dann weiter.

Beginnen Sie bei Ihrer Schilddrüse und gehen dann weiter zur Thymusdrüse hinter Ihrem Brustbein. Besummen Sie das Herz und dann die Lungenflügel. Wandern Sie mit Ihrer Aufmerksamkeit weiter zum Magen, dann zur Bauchspeicheldrüse im hinteren oberen Bauchraum. Summen Sie zur Leber, zur Galle und zur Milz. Lassen Sie die Aufmerksamkeit für einige Zeit bei Nieren und Nebennieren und dann bei der Blase. Besummen Sie Dünn- und Dickdarm und schließlich auch Gebärmutter und Eierstöcke bzw. Prostata und Hoden.

Dann schließen Sie den ganzen Innenraum Ihres Körpers in Ihre Aufmerksamkeit ein und lassen Sie mit Ihrem Summen ein wohliges Gefühl in den Körper strömen und alle Organe einhüllen. Sie können als wohliges Gefühl eine Farbe durch den Körper schicken oder sich vielleicht goldenen Nektar vorstellen oder auch einfach Licht und Segen. Lassen Sie Ihre Organe darin baden. Und dann ruhen Sie sich aus.

Julie Henderson (2007) hat in ihrem *Summbuch* viele verschiedene Möglichkeiten vorgeschlagen, wie Sie Ihren Körper besummen und zur feinen Ausrichtung einladen können. Für die innere Reise hier habe ich nur einige wenige Möglichkeiten ausgewählt, zu denen nach unserer Erfahrung in den Gruppen, in denen *Zapchen* geübt wird, viele Menschen leicht einen Zugang finden. Aber bleiben Sie immer bei Ihrer eigenen Wahrnehmung, was Ihnen guttut und was nicht, und erinnern Sie sich daran, dass es hier um die Entwicklung von Wohlgefühl geht. Und dass Wohlgefühl nur entsteht, wenn wir unsere Vorlieben und Abneigungen befolgen und auf die feinen Signale unseres KörperSeins achten, was wir mögen und wie viel davon wir mögen. Oder auch, wie wenig. Denn manchmal kommt das Signal z. B. eines Organs überraschend schnell, dass es im Moment genug ist mit dem Summen. Und wenn wir lernen, diesen Signalen zu vertrauen und auf sie zu hören, schaffen wir die Basis, dass sich Wohlgefühl entwickeln und ausbreiten kann.

Eine weitere Möglichkeit ist es, die verschiedenen Gewebeschichten unseres Körpers zu besummen.

Übung: In die Schichten des Gewebes summen

Legen Sie sich bequem hin und suchen Sie wieder einen angenehmen Summton, der ja immer wieder neu und anders sein kann. Wandern Sie mit Ihrer Aufmerksamkeit durch die verschiedenen Schichten des Körpergewebes, und während Sie mit Ihrer Aufmerksamkeit dort verweilen, summen Sie in diese Schichten.

Seien Sie mit der Aufmerksamkeit bei der Haut, bei den Muskeln, beim Bindegewebe, bei den Fettschichten und bei den Knochen. Nehmen Sie die unterschiedlichen Texturen und auch die unterschiedlichen Reaktionen der Gewebeschichten wahr.

Schließen Sie dann wieder alle Schichten (und auch die unbenannten Zwischenschichten) in Ihre Aufmerksamkeit ein und lassen Sie das Summen sich gleichzeitig überallhin ausbreiten. Baden Sie im Nachklang.

Erlauben Sie Ihrem KörperSein, sich auf ganz neue Art zu zeigen – in vielleicht unerwarteten Empfindungen und Wahrnehmungen. Vielleicht entdecken Sie, dass Knochen lebendiger sind, als Sie angenommen haben, oder dass Fettschichten sich angenehmer anfühlen, als Sie es sich vorstellen konnten, oder oder oder ...

Wahrscheinlich haben Sie in den letzten Summübungen erlebt, wie Sie Ihre Aufmerksamkeit steuern können und wie allein die Aufmerksamkeit die Energie und das Summen dahin bringt, wohin Sie Ihre Aufmerksamkeit richten. Dieses Phänomen nehmen wir im Allgemeinen nicht bewusst wahr: Dahin, wohin wir unsere Aufmerksamkeit richten, wandert auch die Energie, das Summen, die Wahrnehmung, das Empfinden. Und je nachdem, worauf wir unsere Aufmerksamkeit richten, ändert sich auch unser Befinden in viel größerem Maß, als wir uns das zunächst vorstellen können.

Vielleicht mögen Sie zwischendurch dazu etwas ausprobieren:

Übung: Mit gelenkter Aufmerksamkeit gehen

Gehen Sie durch den Raum. Nehmen Sie zunächst wahr, wo Sie mit Ihrer Aufmerksamkeit sind, wenn Sie gehen. Was ist Ihr gewohntes Muster? Spüren Sie beim Gehen den Ort der gesammelten (oder verstreuten) Aufmerksamkeit und spüren Sie bewusst Ihr Gangmuster.

Nun lenken Sie Ihre Aufmerksamkeit auf Ihr linkes Knie und gehen Sie von dort aus. Lassen Sie Ihre Aufmerksamkeit sich im linken Knie ansammeln, gehen Sie weiter durch den Raum und beobachten Sie die Veränderung. In welcher Ebene nehmen Sie Veränderung wahr? Wie ist Ihr Gangmuster jetzt, wie ist Ihr Befinden?

Dann lassen Sie die Aufmerksamkeit sich bei Ihrem Nabel sammeln und gehen Sie weiter und nehmen wahr. Und dann beim rechten Ellbogen oder in der Mitte der Brust.

Und schließlich sammeln Sie die Aufmerksamkeit in der Nasenspitze und gehen Sie von da aus. Was geschieht jetzt?

Zurück zum Summen. Eine der möglichen Wirkungen des Summens durch den Körper in seinen vielfältigen Strukturen kann sein, dass wir allmählich mehr in ein Gefühl und in eine Wahrnehmung von uns als Ganzheit kommen und dass die gefühlte und wahrgenommene Fragmentierung, die unser Leben so oft begleitet, abnimmt. Auch dies ist etwas, das Gewöhnung, Vertrautwerden und Integration braucht.

Wir glauben gerne, dass wir uns wohler fühlen wollen, und vergessen dabei völlig, dass wir beim Uns-wohler-Fühlen vielleicht zu einem anderen Menschen werden, dass unser Gefühl von uns selbst und, wer wir sind in der Welt, sich dabei wandelt.

Es gibt eine wunderschöne Geschichte über die Raupe, die in ihrem Wunsch nach Wohlgefühl nur die Idee hat, dass sie das Wohlgefühl über Essen erreichen könnte. Also frisst die kleine Raupe Nimmersatt einfach alles, was ihr über den Weg kommt. Sie wird dicker und dicker, ohne dass sich ihre Vorstellung, wovon und auf welche Art es ihr besser gehen könnte, sich verändert. Und dann beginnt ihre Verpuppung, in der sich ihre Struktur fast ganz auflöst, und sie verwandelt sich in einen Schmetterling, und ihr Wohlgefühl findet sie in der Leichtigkeit des Fliegens. Und als Raupe hatte sie nicht die Spur einer Idee, dass es überhaupt um Fliegen gehen könnte.

Das gibt viel von dem wieder, wie es uns oft geht in unserer Suche nach Wohlgefühl – oder auch nach Ganzheit, nach Klarheit oder Freude. Wir neigen dazu zu glauben, dass unser Grundzustand derselbe bliebe und sich nur ein ganz bestimmter Aspekt unseres Lebens verändern würde (oder solle). Wir können uns vom jetzigen Zustand aus auch nichts anderes vorstellen, weil unsere Vorstellungskraft wirkliche Veränderung nicht einschließen kann. Die Art, wie wir denken, ist ja nicht unabhängig von unserem jeweiligen Seinszustand, sondern selbst ein Reflex, ein Ausdruck genau dieses Zustandes. Mit wirklicher Veränderung geht auch eine Veränderung unseres Denkens, unseres Erfassens der Welt und eine Veränderung unseres Gefühls, wer wir sind, einher. Und manchmal gehen wir in den Veränderungsprozessen zunächst durch eine unangenehme Auflösung des Bekannten, durch weite Räume des Nichtwissens und der Orientierungslosigkeit, bis sich eine erste Landkarte des neuen Landes zu bilden beginnt und wir neue Orientierungen finden. Da ist es gut, erfahrene Menschen zur

Seite und in Reichweite zu haben, die sich mit dieser Art von Veränderungsprozessen auskennen und die einen vielleicht zwischendurch mal »an die Hand nehmen«.

Wenn Ihnen also beim Üben Zustände begegnen, die Sie nicht einordnen können, die Sie verwirren oder beunruhigen, besuchen Sie ein Seminar bei einem erfahrenen Lehrer oder einer Lehrerin, die Ihre Fragen beantworten und Ihnen aus ihrer Erfahrung Hinweise fürs Üben geben können (s. auch Hinweise im letzten Kapitel).

Weshalb Summen eine so unerwartet tiefgreifende Wirkung auf unser KörperSein haben kann und manchmal so nachhaltige Wirkungen entfaltet, hat unter anderem etwas damit zu tun, wie unser Körper Informationen weitergibt und verarbeitet.

Was passiert beim Summen?

Nach langen Jahren der Erfahrung mit dem Summen glaube ich inzwischen, dass wir noch kein schlüssiges Modell haben, das uns den oft so deutlichen Effekt des Summens erklären kann. Die Effekte, die von Menschen beschrieben werden, die Erfahrungen mit dem Summen machen, betreffen sowohl die körperliche Befindlichkeit, als auch die emotionale Verfassung, manchmal eine Veränderung darin, wie sie eine Situation wahrnehmen, in der sie sind; manche beschreiben, dass sie auch aus der Entfernung einen Menschen besummen konnten usw. Vielleicht müssen wir in weiterer Forschung erst noch subtilere Wege der Informationsübertragung entdecken, um auch nur annäherungsweise zu verstehen, was diese vielfältigen Wirkungen des Summens hervorruft.

Hier sind einige Modelle beschrieben, die eine erste Annäherung an die Phänomene erlauben: Julie Henderson beschreibt z. B., dass der Klang des Summens einen Einfluss hat auf die Partikel, die gelöst in unseren Körperflüssigkeiten schweben (sog. »kolloidale Lösungen«). Sie nimmt Bezug darauf, dass durch Klang, der auf Sand einwirkt, im Sand deutliche Muster und Formen entstehen, die durch die Wirkung des Klanges ausgelöst werden (Henderson 2007, S. 15). Wenn wir in unseren Körper summen, werden durch den Klang die Partikel in der Körperflüssigkeit dahingehend beeinflusst, kohärente Muster zu bilden. »Wenn wir gelernt haben, so zu summen, dass die Klangwelle frei und fein durch sämtliches Körpergewebe bis in die kleinsten Strukturen läuft, dann berührt sie uns durch und durch mit all ihrer Kohärenz. In der vibrierenden Stille nach dem Summen können wir die Wirkung dieser Kohärenz auf unseren Seinszustand fühlen und unmittelbar wahrnehmen (Henderson 2007, S. 17).

Julie Henderson sagt auch, dass wir mit dem Summen die Pulsation auf feinster Ebene des Körpers einladen, sich einzuregulieren. Die Schallwelle des Summens selbst wandert als Pulsation durch den Körper und berührt den Körper in seiner eigenen Sprache. »Es gibt keinen zeitlichen Abstand zwischen Berührung und der Antwort darauf. Der Einfluss ist intim und beeindruckend. Von allen möglichen Arten der Selbstregulierung – und natürlich gibt es viele – ist Summen die intimste, die wir bisher gefunden haben« (ebd., S. 22).

Die Strukturen, die unseren Körper bilden, bis hin zu den Strukturen, die auf feinster Ebene die Informationsübertragung im Körper gestalten (z. B. Hormone und Neurotransmitter), sind zu fein, um sie direkt zu berühren. Mit der Schallwelle des Summens erreichen wir sie und laden auch diese Strukturen ein, sich neu zu ordnen gemäß der Information der sanften Pulsation, die wir mit dem Summen in den Körper schicken (ebd., S. 23).

Wir beeinflussen die elektrischen Signale, die von einer Nervenzelle zur anderen wandern. Nach einer relativ neuen Theorie des Physikers Thomas Heimburg findet die Übertragung von Informationen zwischen Nervenzellen in Form von mechanischen Reizen statt – durch eine Druckwelle, die den Nerv wie eine Schallwelle durchläuft (Fox 2018). Auch so könnte die Wirkung des Summens z. B. auf unser Nervensystem theoretisch erfasst werden.

In Studien wird bisher vor allem die Wirkung von mechanisch erzeugten Vibrationen erfasst. Auch da fragt man sich noch nach dem Wirkmechanismus. Es zeigen sich aber deutliche Wirkungen auf Gesundheit und die Verbesserung verschiedenster Symptome (Uher et al. 2018). Und erste Studien deuten darauf hin, dass z. B. die Vibrationen der Wirbelsäule zur Diagnostik benutzt werden können (healthcare-in-europe.com 2016).

Übung: Auf verschiedene Arten durch das KörperSein summen

Probieren Sie gerne weiter mit dem Summen:

- Summen Sie in Ihr Nervensystem und Ihr Gehirn.
- Summen Sie zunächst in Ihren Körper und dann in den Energieraum um Ihren Körper.
- Summen Sie in Körpersysteme (Herz-Kreislauf-System, Immunsystem, Hormonregulation).
- Summen Sie in die Flüssigkeiten des Körpers.

Aber machen Sie nicht zu viel auf einmal, lassen Sie Zeit für Integration.

Seien Sie erfinderisch, probieren Sie aus und achten Sie sehr genau darauf, was Ihnen guttut. Und wenn das Summen Sie anspricht, finden Sie in Julie Hendersons *Buch vom Summen* noch viele Anregungen (Henderson 2007).

Summende Partnerübungen

Die meisten der Summreisen lassen sich wunderbar mit einem Partner oder einer Partnerin unternehmen.

Übung: Summreise zu zweit

Sie können die erste Summreise zu zweit durch den Körper machen, indem eine Person liegt und die andere daneben sitzt und das Summen mit Berührungen des Körpers von oben nach unten begleitet.

Die einfache Berührung wirkt dabei wie gelenkte Aufmerksamkeit – das Summen wandert ohne Anstrengung zu dem Bereich, der berührt wird.

Dabei kann die sitzende Person auch mitsummen oder einfach mit Berührung und ihrer Aufmerksamkeit dabeibleiben. Seien Sie dabei in Kontakt miteinander und folgen Sie auch hier der momentanen Wahrnehmung, was guttut und was nicht und wann es vorläufig genug ist.

Und wenn Sie bemerken, dass Sie zögerlich darin sind, Ihre Vorlieben und Wünsche zu äußern und auch einmal »nein« zu sagen, dann greifen Sie die Übungen dazu noch einmal auf – und freunden Sie sich mit Ihrem »nein« neu an. Und als begleitende Person machen Sie sich wieder und wieder bewusst, dass ein »nein« Ihres Partners oder Ihrer Partnerin nicht bedeutet, dass Sie etwas falsch gemacht haben, dass Sie es doch hätten wissen müssen, dass Sie schuld sind an etwas oder sich womöglich schämen müssen. (Ja, das sind die Reaktionen, die manchmal auf feinster Ebene in uns ausgelöst werden.) Erlauben Sie sich wahrzunehmen, dass Ihr Gegenüber lediglich ausdrückt, was ihr oder ihm jetzt gerade guttut. Und je früher und genauer Sie das erfahren, desto mehr Orientierung gibt es Ihnen im gemeinsamen Raum. Und wenn zwischendurch wirklich mal etwas schiefgeht im gemeinsamen Üben: nehmen Sie es nicht so schwer. Wir sind nicht perfekt und werden es nie werden. Dafür ist das Leben nicht gemacht. Schütteln Sie es ab, sprechen Sie in »funny talking«, seufzen und gähnen Sie und finden dann gemeinsam heraus, wie es weitergehen kann. (Übrigens und nebenbei: Das ist auch eine wunderbare Art, mit nicht ganz gelungenen sexuellen Begegnungen umzugehen.)

Und nach der gemeinsamen Summreise machen Sie ein Nickerchen und wechseln danach die Position. Vielleicht bemerken Sie, dass beide Positionen wohltuend und nährend sein können.

Sie können auch gemeinsam durch die Organe oder die Schichten des Gewebes reisen, während der Kopf der liegenden Person in den Händen der sitzenden Person ruht. Die Summreise durch die Organe oder die Schichten des Körpers wird dann von der sitzenden Person begleitet mit gelenkter Aufmerksamkeit und Mitsummen. Lassen Sie es sich dabei vor allem gut gehen.

Diese Art der »Partnerübung« löst unser gewohntes Schema von »Geben und Nehmen« auf, wenn wir es zulassen können. Im *Zapchen* nennen wir die Person, auf die sich die Aufmerksamkeit richtet, die »innere Person« und die Person, die begleitet, die »äußere Person«. Beide teilen den Raum der Übung, der Erfahrung, des Seins. Lediglich die Ausrichtung der beiden ist unterschiedlich. Wenn Sie in einer Übung die »äußere Person« sind, lösen Sie sich doch einmal von allen Vorstellungen von »geben«, »für den anderen etwas tun«, »sich kümmern« oder Ähnlichem. Erlauben Sie sich, einfach »da zu sein«. Lediglich die Hauptaufmerksamkeit ist beim Gegenüber.

Dieses einfache »Da-Sein« für und mit einem Gegenüber lässt sich auch üben.

Übung: Da-Sein mit einem Partner

Einigen Sie sich mit Ihrem Partner oder Ihrer Partnerin zunächst darauf, wer innere und wer äußere Person ist. Beide suchen eine angenehme Position, nicht zu weit voneinander entfernt – zunächst ohne Berührung. Beide beginnen damit, sich und ihren Atemfluss wahrzunehmen, bis der Atem zum Anker der Wahrnehmung wird.

Die äußere Person richtet dann ihre Aufmerksamkeit auf die innere Person, nimmt sie wahr, schließt sie in ihr Wohlwollen ein. (Sie tut nichts, wie wir mit unserem Alltagsverstand sagen würden.) Bleiben Sie so eine Weile beieinander, dann machen Sie beide ein Nickerchen und tauschen anschließend die Position.

Vergessen Sie nicht, noch ein Nickerchen zu machen, bevor Sie sich über Ihre Erfahrung austauschen.

Wenn Sie sich für eine gemeinsame Summreise entscheiden, können Sie als äußere Person zunächst einige Minuten in den eigenen Körper summen und damit den eigenen Körper zu Wohlgefühl und Präsenz einladen. Damit können wir der oft fast automatischen Tendenz entgegenwirken, uns selbst in den Hintergrund zu drängen, wenn wir auf ein Gegenüber bezogen sind. Und achten Sie darauf, dass Sie selbst es bequem und gemütlich haben. Das Muster der Gelöstheit oder Anstrengung, in dem Sie sich bewegen, ist wirksam in dem Raum, den Sie beide während der Übung teilen, und beide nehmen es wahr und reagieren tief im KörperSein darauf.

Machen Sie auch die Übung zu achtsamer Berührung und nehmen Sie dann wahr, wie sich über die Veränderung der Berührung womöglich die Wirkung einer ganzen Übung verändern kann.

Übung: Präsenz berührt Präsenz

Im Sitzen oder Stehen reiben Sie Ihre Hände aneinander, bis sie warm und kribbelig werden. Nähern Sie sich dann mit einer dieser Hände einem Körperbereich (z. B. Ihrem rechten Knie). Versuchen Sie, mit Ihrer Aufmerksamkeit und Präsenz sowohl in Ihrer Hand als auch in Ihrem rechten Knie zu sein. Oder – wenn Ihnen das schwerfällt – wandern Sie mit Aufmerksamkeit und Präsenz zwischen beiden hin und her. Spüren Sie – als Knie – die Annäherung der Hand und spüren Sie – als Hand – die Annäherung an das Knie. Bemerken Sie, wie die Empfindungen sich in der Annäherung verändern.

Spüren Sie, ob das Knie die Berührung einlädt, indem das Gewebe sich öffnet, oder ob es sich verschließt gegen die Berührung. Spüren Sie, wie die Hand sich auch in der inneren Struktur auf das Knie zubewegt. Bewegen Sie Hand und Knie langsam aufeinander zu. Dann spüren Sie die Berührung.

Und wenn Sie sich aus der Berührung lösen möchten, lassen Sie die Hand dem Knie zeigen, dass sie sich jetzt zurückziehen wird, lösen Sie die Berührung langsam und achtsam. Spüren Sie, wie das Gewebe in beiden Bereichen (in Hand und Knie) auf das Lösen der Berührung reagiert.

Übung: Präsenz berührt Präsenz als Partnerübung

Probieren Sie das mit einem Gegenüber aus und sprechen Sie miteinander darüber, was diese Art der Berührung in Ihnen bewirkt und bewegt.

2.3 Wohlwünschen

Es tauchte schon wiederholt auf: Unser KörperSein reagiert nicht nur auf Berührung oder Aufmerksamkeit an sich, es reagiert auf die Intention, die in der Berührung oder Aufmerksamkeit schwingt. Es fällt Ihnen sicher leicht, sich vorzustellen, wie sich eine Berührung für eine medizinische Untersuchung oder Behandlung im Allgemeinen anfühlt und wie sich eine liebevolle oder tröstende Berührung davon unterscheidet. Ganz zu schweigen von der unterschiedlichen Annäherung in den Berührungskontakt hinein. In unseren Trainings haben wir das ausprobiert – mit Ankündigung haben wir bewusst die eine oder andere Annäherung und Berührung gemacht. Schon nach kürzester Zeit waren die Partner verärgert oder irritiert, wenn wir uns ohne Achtsamkeit und Präsenz in die Berührung bewegt haben und wenn die Berührung eher mechanisch und distanziert war – und das trotz Ankündigung.

Natürlich haben wir gelernt, mit solchen Berührungen umzugehen, wenn wir den Kontext verstehen und uns bewusst darauf einstellen. Und dennoch: Unser Gewebe reagiert und nimmt die Intention der Berührung wahr, zieht sich leicht aus dem Kontakt zurück oder öffnet sich dafür. Auch wenn es uns nicht immer bewusst wird.

Wir können die Intention, die in einer Berührung oder auch in der Aufmerksamkeit für ein Gegenüber mitschwingt, bewusst steuern und färben. Und wir können beginnen, in unsere Hinwendung zu uns selbst und zu anderen ein Wohlwünschen mit einfließen zu lassen, sodass die Berührung gute Wünsche transportiert und verbreitet. Hier sind Sie eingeladen, sich damit vertraut zu machen.

Wir können das Wohlwünschen zunächst auf uns selbst richten und uns ganz allmählich damit vertraut machen. Beginnen Sie ganz schlicht.

Übung: Sich selbst wohlwünschen

Sitzen, liegen, stehen Sie. Reiben Sie die Hände aneinander, bis sie warm und kribbelig sind. Dann legen Sie eine oder beide Hände auf Ihren Herzraum.

Spüren Sie Ihren Atem, und mit jedem Einatmen schicken Sie gute Wünsche für sich in den gewärmten und gehaltenen Herzraum. Sie können sich Sätze mit guten Wünschen schicken oder auch einfach das warme, wohlige Gefühl sich ausbreiten lassen und Geborgenheit und Gehaltensein spüren.

Ähnliches findet sich in einem Teil der buddhistischen Metta-Praxis, der Praxis der liebenden Güte, bei der wir auch eingeladen sind, gute Wünsche für uns selbst zu uns selbst zu schicken. In der Metta-Praxis tut man dies mit gedachten Sätzen wie »Möge ich glücklich sein«, »Möge ich gesund sein« oder »Möge ich leicht durchs Leben gehen«. Wenn Sie sich für diese Praxis interessieren, ist Sharon Salzbergs Buch *Metta Meditation* eine wunderbare Einführung (Salzberg 2014). Oder lesen Sie eines der Bücher mit Anleitungen, wie man Selbstmitgefühl entwickelt (Brähler 2015; Germer et al. 2012; Neff 2017).

Hier, bei den *Zapchen*-Übungen, nehmen wir vor allem die Körperempfindungen wahr und lassen das Wohlwünschen vielleicht ganz wortlos werden – mehr wie eine Schwingung oder eine Welle, die uns durchfließt, uns bis auf Zellebene berührt.

Übung: Wohlwünschendes Summen

Und dann können Sie dieses Wohlwünschen in alle Summübungen mit hineinnehmen. Bevor Sie mit dem Summen beginnen, lassen Sie das Wohlwünschen für sich selbst auftauchen und schicken Sie mit dem Summen Wohlwünschen in den Körper. Sie können das bei allen Summübungen machen, die Sie schon kennen, und vielleicht macht es Freude nachzuspüren, wie das Wohlwünschen noch einmal die Qualität des Summens verändert und die Wirkung im Körper vertieft und wärmt.

Wünschen Sie Ihre Organe wohl, die Schichten Ihres Körpers, die Flüssigkeiten, die Körpersysteme, Ihr Nervensystem, und freuen Sie sich daran. Machen Sie genügend Nickerchen.

Laden Sie vielleicht einen (Übungs-)Partner dazu ein. Probieren Sie das Wohlwünschen zunächst miteinander aus.

Übung: Erstes Wohlwünschen mit Partner

Die sogenannte »innere Person« (Sie erinnern sich?) sitzt bequem vor der sogenannten »äußeren Person«. Die äußere Person sitzt auch und berührt die innere Person mit einer Hand oder mit beiden Händen am Rücken, wenn beide das mögen. (Erinnern Sie sich an »Präsenz berührt Präsenz«.) Sie richtet ihre Aufmerksamkeit, ihr Summen und dabei auch ihr Wohlwünschen auf die innere Person aus. Die innere Person kann während der Übung summen oder einfach nur das Summen der äußeren Person genießen. Sie können wieder mit innerlich gedachten Sätzen wohlwünschen, in denen Sie der inneren Person Gutes wünschen und diese Sätze summend zu der inneren Person schicken. Sie können aber auch Ihr Wohlwünschen einfach mit der Schwingung des Summens und mit der Berührung mitteilen.

Wenn Sie aufhören möchten, lösen Sie sich achtsam aus Berührung und Kontakt und machen beide ein Nickerchen. Vielleicht möchten Sie dann die Positionen tauschen. Aber vergessen Sie nicht das Abschlussnickerchen.

Übung: Wohlwünschendes Summen mit Partner

Alle Summübungen mit Partner können mit Wohlwünschen gemacht werden. Und Sie sind eingeladen wahrzunehmen, wie nicht nur die innere Person im gesummten Wohlwünschen badet, sondern auch die äußere Person gewärmt wird vom Wohlwünschen für die innere Person und von der Schwingung des geteilten Raumes.

Wohlwünschen hat eine ganz eigene Magie. Julie Henderson beschreibt das so: »Wohlwünschen: Was für ein profundes somatisches Geheimnis. Ziehe es in Betracht. Um es wirklich in Betracht zu ziehen, gehe da hinein. Bringe deine ganze Aufmerksamkeit zu einem Wesen und wünsche es wohl und glücklich. Bemerke, wie du dich veränderst, während du das tust. Versuche, es in Worte zu fassen, was in Dir geschieht – wie die Neurochemie sich bewegt, wie die Bewegung Deiner Flüssigkeiten erhöht wird und ›Dich‹ mehr an die Oberfläche Deines Körpers bringt, wie Dein Herz wärmer und weicher wird. Jetzt biete dieses Geschenk von Dir einfach nur in diesem Zustand dem ausgewählten Wesen. So ist es unser aller tiefer Wunsch, gesehen und empfangen zu sein. In sich ist es eine unser Innerstes berührende Nahrung, die uns übermittelt, dass wir willkommen sind. Wenn Wohlwünschen nicht dabei ist, kann die Heilung nie die wirkliche Verletzung erreichen« (Julie Henderson in Ladik 2012).

Vielleicht führen Sie diese kleinen Übungen des Wohlwünschens und Summens aus der uns so selbstverständlichen Sicht heraus, voneinander getrennt zu sein. Vielleicht tauchen Wahrnehmungen und Empfindungen auf, die in Verbindung stehen mit der Ebene, auf der wir alle verbunden und eins sind. Einfaches Sein, das sich entfaltet. Wünsche nach Geborgenheit und Glück, die wir alle teilen. Lassen Sie diesen Wahrnehmungen Raum und lassen Sie sie bestehen als einen Raum, der neben der gewohnten Alltagssicht oder sogar durch die Alltagssicht durchscheinend unser Leben beherbergt.

2.4 Heilsames entdecken und zulassen

Alle bisherigen Übungen hatten Heilsames in sich, von der Wahrnehmung der Sicherheit auf verschiedenen Ebenen zur Unterstützung von Pulsation und Flüssigkeitsbewegung bis hin zum Summen und Wohlwünschen. Nun soll es um spezifischere Möglichkeiten der heilsamen Hinwendung gehen, bei denen wir all das nutzen können, was wir vorher schon geübt haben. Zunächst lernen Sie Übungen kennen, die direkt auf unsere Stress-Systeme Einfluss nehmen; dann beschäftigen wir uns mit der Unterstützung der Selbstheilungskräfte. Und schließlich geht es um die Begleitung von kranken oder sterbenden Menschen.

Aus der Stressfalle entkommen

Zwei körpereigene Systeme springen an, wenn wir in einen Stress geraten, der unseren persönlichen Spielraum für angemessenen Stress übersteigt. Das kann durch viele Faktoren geschehen. Und wenn es geschieht, hat es weitreichende Folgen für unseren Körper und unser Befinden, für unsere Gesundheit und selbst für die Art, wie wir die Welt erleben.

Anatomisch eigenständig und doch eng miteinander verknüpft reagieren das sympathische Nervensystem und die Hypothalamus-Hypophysen-Nebennierenachse sowohl auf innere Stressoren, d. h. auf Vorstellungsbilder und Erwartungen, als auch auf reale Ereignisse (unser Gehirn unterscheidet dazwischen kaum in der Art der Reaktion).

Die Stressreaktion

Wenn sie mit einem stressenden Ereignis konfrontiert sind (und noch einmal: das kann auch in der Vorstellung sein), löst die Amygdala, eine kleine paarige Struktur in Ihrem Mittelhirn, eine Reaktion aus, die auf verschiedenste Weise Ihren Körper und Ihren Geist in Alarmbereitschaft versetzen

Zum einen geht vom Thalamus ein Signal zum Hirnstamm, der als Antwort darauf Noradrenalin durch das ganze Gehirn schickt. Noradrenalin (ein Neurotransmitter, s. Kasten »Neurochemie« in Kap. 1.3) alarmiert und erregt.

Zum anderen schickt der Hypothalamus – die Region des Gehirns, die die Regulation des endokrinen Systems beeinflusst – Signale an die Hypophyse (die Hirnanhangsdrüse), die Signale an die Nebennieren weitergibt und dort die Ausschüttung der sogenannten Stresshormone Adrenalin und Cortisol hervorruft.

Darüber hinaus sendet das sympathische Nervensystem Signale zu Muskeln und Organen, sodass eine Bereitschaft für Kampf oder Flucht geschaffen wird.

Rick Hanson hat die Reaktionen des Körpers in der Stressreaktion eindrucksvoll beschrieben: »(Adrenalin) erhöht Ihren Herzschlag (damit Ihr Herz mehr Blut befördern kann) und erweitert Ihre Pupillen (damit Ihre Augen mehr Licht aufnehmen). Noradrenalin verlagert Blut hin zu den großen Muskelgruppen. Zwischenzeitlich erweitern sich die Bronchiolen Ihrer Lungen für einen erhöhten Gasaustausch, der es Ihnen ermöglicht, härter zuzuschlagen oder schneller zu rennen.

Cortisol unterdrückt das Immunsystem, um die Entzündung von Wunden zu drosseln. Außerdem bringt es Stressreaktionen auf zwei zirkuläre Weisen auf Touren: Erstens veranlasst es den Hirnstamm, die Amygdala weiter zu stimulieren, was die Aktivierung des SNS/HPAA-Systems[3] durch die Amygdala steigert – wodurch mehr Cortisol produziert wird. Zweitens unterdrückt Cortisol die Aktivität des Hippocampus (der normalerweise die Amygdala hemmt); dies nimmt der Amygdala die Bremsen weg und führt zu noch mehr Cortisol-Ausschüttung.

Die Fortpflanzung wird ausgesetzt – für Sex ist keine Zeit, wenn Sie nach Schutz suchen. Dasselbe gilt für die Verdauung: Die Speichelbildung nimmt ab und die Peristaltik verlangsamt sich, sodass sich Ihr Mund trocken anfühlt und Sie Verstopfung bekommen können.

3 *sympathetic nervous system/hypothalamic-pituitary-adrenal axis:* sympathisches Nervensystem/Hypothalamus-Hypophysen-Nebennieren-Achse.

Ihre Emotionen werden stärker, organisieren und mobilisieren das gesamte Gehirn zum Handeln. Die Erregung des SNS/HPAA-Systems stimuliert die Amygdala, die dazu veranlagt ist, auf negative Information zu fokussieren und intensiv auf diese zu reagieren. Folglich werden Sie, wenn Sie sich gestresst fühlen, auf Furcht und Wut programmiert.

Während die limbische und endokrine Aktivität ansteigen, nimmt die relative Stärke der exekutiven Kontrolle des PFC (präfrontalen Kortex) ab. Es ist so, als säßen Sie in einem Auto, in dem das Gaspedal außer Kontrolle geraten ist: Die Fahrerin hat weniger Kontrolle über ihr Fahrzeug. Zudem wird der PFC auch durch die Erregung des SNS/HPAA-Systems beeinflusst, wodurch Bewertungen, das Zuschreiben von Absichten gegenüber anderen sowie Prioritäten in eine negative Richtung getrieben werden: Jetzt glaubt die Fahrerin des schlingernden Autos, dass jeder andere eine Idiot ist. Denken Sie zum Beispiel an den Unterschied zwischen Ihrer Ansicht über eine Situation, wenn Sie aufgebracht sind, und Ihrer Meinung darüber zu einem späteren Zeitpunkt, wenn Sie ruhiger sind« (Hanson et al. 2013, S. 71–72).

Da unsere Körpersysteme aus Erfahrungen lernen, erhöht die Erfahrung von Stress die Bereitschaft unseres Körpers, mit Stresskaskaden zu reagieren.

Die Stressreaktion hat nicht nur kurzfristig Einfluss auf unsere Körpersysteme, sondern erhöht bei Dauerbeanspruchung auch mannigfache Gesundheitsprobleme – im Bereich der Immunabwehr sowie kardiovaskulär, hormonell und auch im Magen-Darm-System.

Dabei sind die Stressbeanspruchungen nicht am objektiven Geschehen zu messen, sondern sind immer individuell und unterschiedlich – je nach Hintergrundsituation und Einbettung des Stresses.

Um die Stress-Systeme des Körpers zu unterstützen, dass sie aus dem Stresskreislauf wieder herausfinden können und basale Ruhe erleben, gibt es viele Möglichkeiten. Das allermeiste, was Sie als Übung in diesem Buch finden, eignet sich dafür, erste Signale an das KörperSein zu geben für das Umschalten auf einen entspannteren Modus. Je öfter Sie eine Übung schon gemacht haben und, vor allem, je lieber Sie sie mögen, desto leichter ist es, die Übung einzusetzen, wenn »Not am Mann« oder an der Frau ist. Ihr KörperSein erinnert sich nicht nur an die Übung, sondern auch an deren Wirkung, und die Wirkung setzt schneller ein. Üben Sie sich also in Gähnen, Seufzen, Armeschwingen und vielem anderem mehr und machen Sie genügend Nickerchen. Nach einiger Zeit werden Sie die Wirkung der Übung schon spüren, wenn Sie eigentlich erst beginnen, Sie zu machen. Hilfreich kann es auch sein, sich für wohltuende Übungen bewusst zu belohnen – sei es durch bewusste wertschätzende Wahrnehmung, durch eigene Körperberührung (z. B. Herztätscheln) oder auch durch wirkliche Belohnungen. Seien Sie großzügig mit sich. Ihr Gehirn lohnt es Ihnen durch Aktivierung Ihres Belohnungssystems, schon wenn Sie beginnen zu üben, und Ihre Stimmung hebt sich, alleine wenn Sie z. B. beginnen zu gähnen. Wir sind immer noch Säugetiere, die auf einfache Mechanismen reagieren, und dies können wir intelligent für uns nutzen und dabei unser Vergnügen haben.

Hier beschreibe ich Ihnen jetzt zunächst kleine Übungen, die aus dem Feld des *Zapchen* stammen und die auf einfache Art Einfluss nehmen auf unser autonomes Nervensystem und den Parasympathikus aktivieren (den »Gegenspieler« des Sympathikus, der den Flucht-/Kampf-Modus hervorruft), was sich bisweilen anfühlen kann wie Wellen im Körper, die uns in Wohlgefühl und Beruhigung baden lassen.

Übung: Das Gesicht entspannen

Schneiden Sie Grimassen, bringen Sie die Muskeln des Gesichts in Bewegung. Bewegen Sie auch die Zunge.

Und nach einiger Zeit lassen Sie bewusst los, lassen Sie locker, entspannen Sie die Gesichtsmuskeln, lassen Sie sie hängen, lassen Sie den Kiefer lockerer werden, lassen Sie die Zunge schwerer werden, erlauben Sie sich, womöglich immer »blöder« auszusehen. Lassen Sie die Muskeln des Gesichts mehr und mehr sinken.

Dann strecken und räkeln Sie sich und stoßen damit Ihren Kreislauf an, ohne wieder in Anspannung zu verfallen.

Übung: Schmatzen

Zunächst fahren Sie mit der Zungenspitze über Ihre Lippen. Befeuchten Sie die Lippen etwas. Dann beginnen Sie, kleine wohlige Schmatzgeräusche zu machen, als ob Sie gerade etwas Wohlschmeckendes zu sich nehmen und genießen (oder als ob Sie genussvoll küssen). Lassen Sie das Wohlgefühl sich ausbreiten.

In den Lippen gibt es viele parasympathische Nervenendigungen, die Sie mit dem Schmatzen und Genießen stimulieren. Eigentlich müssen Sie das aber gar nicht wissen, um Freude am Schmatzen zu haben. Spüren Sie einfach die Wirkung.

Sie können sich z. B. auch schütteln und dann die Körperoberfläche abstreichen und ganz allmählich in eine bewusste Wahrnehmung des Körpers kommen. Die bewusste Wahrnehmung nach innen, die Konzentration und Achtsamkeit für etwas, das in Ihrem Körper jetzt gerade geschieht, ist auch eine Möglichkeit, Ihr Stress-System zu beeinflussen. Die ersten Stufen von Achtsamkeitsmeditationen sind darauf ausgerichtet und sehr hilfreich, um aus momentanen Stressreaktionen herauszufinden.

Oder atmen Sie tief ein und aus, sehr bewusst.

Eine der Atemübungen, die, unsere Stressreaktion sozusagen als Nebeneffekt beeinflusst und den Parasympathikus stimuliert, ist der sogenannte Ozean-Atem.

Übung: Ozean-Atem

Sitzen oder liegen Sie. Kommen Sie zur Ruhe, lassen Sie Ihren Atem fließen. Nehmen Sie sich Zeit.

Beginnen Sie, durch den Mund auszuatmen, und lassen Sie den Atem beim Ausatmen für sich selbst hörbar werden. Lassen Sie Ein- und Ausatmen etwa gleich lang werden, dabei können die Atemzüge sich aber in der Länge von Atemzug zu Atemzug unterscheiden.

Wenn Sie lang einatmen, atmen Sie etwa genauso lange aus. Wenn Sie kurz einatmen, atmen Sie etwa genauso kurz aus.

Hören Sie den Atemwellen so zu, als ob Sie am Strand sitzen und den Wellen des Ozeans lauschen. Die Wellen rollen auf den Strand und zurück, keine gleicht der anderen. Genießen Sie.

Diese Art des Atmens hat Wirkungen, die weit über eine Stressminderung hinausgehen, hier wird diese Wirkung etwas verkürzend hervorgehoben. Erlauben Sie sich, Ihre eigenen Erfahrungen damit zu machen, beobachten Sie die Wirkung auf sich und Ihr Dasein im Moment, machen Sie danach ein Nickerchen.

Und vielleicht probieren Sie es einmal mit einem Partner.

Übung: Ozeanatmung als Partnerübung

Setzen Sie sich Rücken an Rücken. Lassen Sie sich Zeit, eine Haltung zu finden, in der sich beide unterstützt und gut balanciert fühlen. Bleiben Sie geduldig beim Suchen einer stimmigen Position.

Horchen Sie auf Ihren Atem. Beginnen Sie allmählich damit, das Ein- und Ausatmen aneinander anzugleichen. Lassen Sie das Ausatmen hörbar werden, sodass auch Ihr Partner es hören kann. Wenn Ihre Atemrhythmen unterschiedlich bleiben, lassen Sie es zu, wenn sie synchron werden, auch. Keine Vorgaben.

Atmen Sie so, bis einer von Ihnen beiden ein Zeichen gibt, dass es genug ist für den Moment, dann machen Sie ein Nickerchen.

Tauschen Sie sich aus.

Und wenn Sie diese Übung mögen, erweitern Sie sie um weitere Aspekte. Das können Sie allein üben oder wie oben beschrieben als Partnerübung.

Übung: Durch den Herzraum atmen

Legen Sie im Sitzen oder Liegen eine Hand auf Ihren Herzraum. Nehmen Sie Ihren Atemfluss wahr.

Beginnen Sie, wieder gleichlang ein- und auszuatmen. Dabei kommen Sie mit der Aufmerksamkeit zu Ihrem Herzraum und atmen Sie durch den Herzraum ein und aus. Lassen Sie dabei Gefühle von Dankbarkeit, Güte oder Liebe durch ihr Herz fließen.

Nickern Sie.

Und wieder: Bleiben Sie bei Ihren eigenen Wahrnehmungen und Empfindungen, was diese Übung in Ihnen auslöst, und fahren Sie von da aus mit dem Üben fort.

Durch die Forschungsarbeit des *HeartMath Instituts* ist deutlich geworden, dass diese Art des Übens direkten Einfluss auf die Herzfrequenzvariabilität (HFV) nimmt. Die Herzfrequenzvariabilität wird definiert als die kleinen Veränderungen des Zeitabstands zwischen den Herzschlägen, die die Arbeit des autonomen Nervensystems widerspiegeln. Mit dieser Art des Atmens – zusammen mit der Wahrnehmung dieser basalen guten Gefühle – wird die HFV gesteigert und in ihrer Kohärenz unterstützt. Untersuchungen zeigen, dass dies eindeutig mit vermindertem Stress und anderen Gesundheitseffekten einhergeht (s. auch www.heartmath.com).

Und immer wieder: Erspüren Sie die Wirkung auf basaler Ebene. Wohlgefühl, Stressminderung, Entspannung und Gelassenheit, Geborgenheit – seien Sie aufmerksam für jeden positiven Aspekt und erlauben Sie sich, diese Erfahrung immer wieder in Ihr KörperSein einsinken zu lassen.

Und wenn Sie sich mit dem Summen mit gerichteter Aufmerksamkeit wohlfühlen, ist die nächste Übung auch eine gute Möglichkeit, Ihren Körper in das Loslassen von Stressreaktionen einzuladen. Die Voraussetzung dafür ist, dass Sie vertraut damit sind, die Reaktionen Ihres Körpers – wann etwas »genug« ist – wahrzunehmen, sie ernst zu nehmen und darauf zu reagieren, indem Sie mit dem Üben aufhören und ein Nickerchen beginnen. Und auch das braucht Übung!

Übung: Summen in den Hirnstamm

Schauen Sie sich vielleicht vor der Übung ein Bild des Gehirns an, um eine Vorstellung zu haben, wo sich der Hirnstamm befindet.

Am besten liegen Sie bei dieser Übung zunächst auf dem Rücken. Summen Sie zunächst durch Ihren ganzen Körper. Lassen Sie den Summton sich überall im Körper gleichzeitig ausbreiten.

Dann richten Sie Ihre Aufmerksamkeit auf den Bereich des Hirnstamms und summen Sie zum Hirnstamm. Sie können direkt in das Gewebe des Hirnstamms summen oder, wenn es Ihnen angenehmer ist, den Hirnstamm als Gesamtstruktur sozusagen im Summen »baden«.

Machen Sie ein Nickerchen.

Diese Übung ist auch als Partnerübung eine tiefe Einladung an den Körper, sich zu beruhigen und die Aktivierung des Überlebensmechanismus wieder zu lösen.

Übung: Summen in den Hirnstamm als Partnerübung

Die »innere Person« (erinnern Sie sich?) liegt auf dem Rücken, die »äußere Person« sitzt hinter ihr. Wenn beide das mögen, kann die äußere Person den Kopf der inneren Person in den Händen halten oder auch nur mit den Händen berühren.

Beide summen zunächst in ihren eigenen Körper.

Dann richtet sich die Aufmerksamkeit auf den Hirnstamm der liegenden Person. Die äußere Person summt zum Hirnstamm der liegenden Person, die liegende summt oder spürt einfach nur die Wirkung des Summens mit.

Seien Sie achtsam für die Zeichen, die Ihnen zeigen, dass es »genug« ist. Nickern Sie beide. Dann tauschen Sie die Positionen und wiederholen Sie die Übung.

Durch den Hirnstamm verlaufen Nerven, die Informationen aus allen Körperregionen über das Rückenmark an das Gehirn weiterleiten. Es gibt Bereiche des Hirnstamms, die den Wachzustand des Gehirns und autonome Körperprozesse wie Blutdruck, Atmung und Herzschlag regulieren. In Stress-Situationen flutet der Hirnstamm sozusagen das gesamte Gehirn mit Noradrenalin.

Für Menschen, die schon etwas geübter sind und sich mit gerichtetem Summen wohlfühlen, gibt es auch die Möglichkeit, direkt auf die Hypothalamus-Hypophysen-Nebennieren-Stressachse Einfluss zu nehmen.

Übung: Summen in die Stressachse als Dreierübung

Sie sind zu dritt. Entscheiden Sie, wer zunächst »innere Person« ist, die beiden anderen sind »äußere Personen«. Die innere Person liegt und entscheidet, wer von den anderen ihren Kopf berührt und wer Hände auf den Nieren-/Nebennierenbereich legt. Finden Sie zusammen eine Position, in der alle drei sich wohlfühlen.

Summen Sie zunächst jeder in den eigenen Körper. Dann summen Sie wieder mit gerichteter Aufmerksamkeit. Die Person, die den Kopf hält, summt zu Hypothalamus und Hypophyse, die Person, die die Nieren und Nebennieren hält, summt in die Nebennieren. Die innere Person summt verbindend in den ganzen Körper oder lässt sich einfach besummen.

Nickerchen zu dritt – und dann tauschen Sie die Positionen, bis alle innere Person waren. Das Abschlussnickerchen sollte lang sein.

Auch alleine können Sie in die Stressachse summen und die Stresskaskade beeinflussen.

Übung: Summen in die Stressachse

Legen Sie sich hin. Summen Sie durch den ganzen Körper.

Richten Sie Ihre Aufmerksamkeit auf Hypothalamus und Hypophyse und summen Sie dorthin.

Richten Sie Ihre Aufmerksamkeit auf Nieren und Nebennieren und summen Sie dahin.

Schließen Sie Hypothalamus, Hypophyse und Nieren und Nebennieren zusammen in Ihre Aufmerksamkeit ein und füllen Sie den ganzen Raum Ihrer Aufmerksamkeit mit Summen.

Machen Sie ein laaanges Nickerchen.

Selbstheilungskräfte unterstützen

Reaktionen des Körpers zu unterbrechen und den Körper zu Entspannung und Wohlgefühl einzuladen ist das eine. Darüber hinaus können wir auch die dem KörperSein innewohnenden Möglichkeiten zur Selbstheilung hervorrufen und unterstützen.

Zunächst sind Sie eingeladen, auf Entdeckungsreise zu gehen.

Übung: Summendes Wohlwünschen für einen Körperbereich

Liegen oder sitzen Sie, lauschen Sie, hören Sie Ihrem Körper zu, ob es einen Bereich gibt, der konkrete Unterstützung möchte. Oder wenden Sie sich einfach einem Bereich zu, von dem Sie wissen, dass Heilungsimpulse für ihn gut wären. Das kann eine Entzündung sein, eine Verletzung, ein Organ, dessen Werte nicht in Ordnung sind, oder auch einfach ein Bereich, in dem Sie Schmerzen haben.

Wenden Sie sich mit Ihrer Aufmerksamkeit und mit Ihrem wohlwollenden Summen diesem Bereich zu. Legen Sie vielleicht eine Hand dorthin. Schicken Sie alle verfügbaren guten Wünsche in diesen Bereich. Laden Sie das Gewebe zu Heilung ein.

Machen Sie ein langes Nickerchen.

Wenn Sie *Zapchen* üben, ist das heilsame, wohlwünschende Besummen eines kranken oder verletzten oder irritierten Körperbereichs ein Mittel der Wahl, gleich nach der Notfallversorgung oder sogar schon während dieser. Auch der Schock bei einer Verletzung lässt sich dadurch mindern, und das Körpersystem kann sich beruhigen.

Wir können aber auch medizinische Behandlungen oder Heilungsprozesse begleiten und unterstützen.

Probieren Sie das mit einem Partner oder einer Partnerin.

Übung: Summendes Wohlwünschen für einen Körperbereich als Partnerübung

Die »innere Person« erzählt der »äußeren« Person, welcher Körperbereich Unterstützung möchte. Sie beschreibt, ob und zu welcher Art der Berührung sie einlädt, und beide finden angenehme Positionen, in denen das möglich ist. Bevor die Berührung und die gemeinsame Übung beginnen, summt die »äußere« Person bei sich selbst in den Körperbereich, für den die »innere« Person Unterstützung möchte. Sie lädt den eigenen Körperbereich zu Pulsation und Flüssigkeitsverteilung ein und wünscht ihn wohl.

Jetzt erst beginnt die gemeinsame Übung mit Berührung und Aufmerksamkeit bei der »inneren« Person. Die innere Person kann mitsummen oder nur sich besummen lassen, wie es im Moment angenehm ist. Bleiben Sie dabei in Kontakt miteinander, sprechen Sie, wenn sich etwas verändern soll, lassen Sie auf keinen Fall etwas Unangenehmes geschehen. Wenn das Summen ausklingt, lösen Sie sich als äußere Person langsam aus der Berührung. Nun ist wieder Zeit für Nickerchen. Dann erst wechseln Sie die Positionen.

Erlauben Sie sich zu experimentieren und tauschen Sie sich miteinander aus, vor allem über Ihre Entdeckungen, über das Unerwartete, über feine Wahrnehmungen, die Sie vielleicht zunächst noch gar nicht einordnen können. Seien Sie sehr neugierig, das öffnet das Feld der Erfahrung.

Vielleicht erinnern Sie sich an die Übung »Energie und liebende Präsenz atmen«, in der Sie dazu eingeladen waren, sich das Feld um Sie herum gefüllt mit liebender Präsenz vorzustellen und liebende Präsenz zu atmen. Wenn es um Heilung geht, können Sie sich vorstellen, dass Sie von einem Feld heilsamer Kräfte umgeben sind, von denen Ihr Körper das aufnimmt, was gerade besonders gut für ihn ist, und dass Ihre Selbstheilungskräfte gestärkt werden und Ihre Zellen das erleben, was die Impulse zu Heilung und Ganzwerden unterstützt.

Wenn Sie in sich das Vertrauen in dieses heilsame Feld »einfach so« finden können, braucht es keine weiteren Erklärungen. Wenn Sie zu den Menschen gehören, die eher skeptisch gestimmt sind, was die Wahrnehmung von z. B. heilsamen Kräften angeht, bleiben Sie bei

Ihrer Skepsis. Ich lade Sie hier nur ein, mit Offenheit Ihre Wahrnehmungen zu registrieren, Fragezeichen zuzulassen, Ihre Fragen immer konkreter werden zu lassen.

Es gibt inzwischen viele hilfreiche Ansätze, die vor allem Menschen mit Krebserkrankungen unterstützen, die eigenen Selbstheilungskräfte über innere Bilder zu aktivieren (z. B. Erstling 2015). Oder beschäftigen Sie sich mit der Maly-Meditation, in der die heilsame Wirkung der Zuwendung und des Vertrauens in die Heilungskräfte des Lebens Grundlage ist und mit der eindrucksvolle Wirkungen z. B. auf Menschen erreicht werden, die an Bauchspeicheldrüsenkrebs erkrankt sind und waren (Maly u. Maly-Samiralow 2012).

Ganz allgemein und über Krebserkrankungen hinaus geht es darum, wie unser Körper heilsame Information bis auf Zellebene aufnimmt und angeregt wird, diese Information für sich gut zu nutzen. Und wie wir uns öffnen können dafür, dass unsere Selbstheilungskräfte angeregt und unterstützt werden.

Versuchen Sie es doch einmal mit innerkörperlicher Unterstützung.

Übung: Bridging (Brücken bauen)

Legen oder setzen Sie sich. Machen Sie sich einen Körperbereich bewusst, dem es richtig gut geht. Summen Sie in diesen Körperbereich. Ruhen Sie etwas.

Dann machen Sie sich einen Körperbereich bewusst, der Unterstützung braucht. Summen Sie dahin. Ruhen Sie wieder etwas.

Und dann bringen Sie die beiden Körperbereiche summend in Verbindung. Lassen Sie das gute Gefühl des Körperbereichs, dem es gut geht, sich ausdehnen in den anderen Körperbereich hinein. Lassen Sie den Körperbereich, der Unterstützung möchte, die gute Unterstützung spüren.

Selbstheilungskräfte

Mehr und mehr kommen sie in den Blick von Forschung und Medizin, die Selbstheilungskräfte unseres KörperSeins. Dass kleine Wunden ohne Eingriff von außen heilen, ist uns bewusst (und dass Draufpusten ganz sicher hilft, wissen wir aus Kindertagen auch). Dass der Körper auch ständig ohne äußere Einflüsse innere Verletzungen und Krankheiten heilt, unterschätzen wir in der Regel, weil wir es oft gar nicht wahrnehmen. Und dass auch bei schwereren Erkrankungen der medizinische Eingriff oder die medizinische Behandlung nur dann helfen können, wenn die körpereigenen Kräfte mobilisiert werden, ist genauso wenig im Gespräch. Ärzte und Behandler sind weit mehr »Diener der Selbstheilungsmöglichkeiten«, als das in unserem derzeitigen Bild enthalten ist.

Prof. Gerald Hüther beschreibt, dass es auch unsere Begeisterung braucht, uns um unsere Gesundheit und unser WohlSein zu kümmern, um Selbstheilungskräfte zu aktivieren, und dass die Hinwendung zum Körper als der Maschine, die funktionieren soll, unsere Heilungskraft eher blockiert als unterstützt (Hüther 2012). Die Psychoneuroimmunologie zeigt uns, wie eng verzahnt psychische (oder seelische) Gegebenheiten und körperliche Vorgänge sind – bis dahin, dass das Immunsystem auch durch psychische Vorgänge beeinflusst wird und damit am Heilungsvorgang beteiligt ist (Schubert 2015; Schubert u. Amberger 2016).

Es tauchen mehr und mehr wissenschaftliche Erkenntnisse dazu auf, wie wichtig das Naturerleben – z. B. Waldspaziergänge – für unsere Gesundheit ist (Li u. Kawada o. J.; Barton a. Pretty 2010). Inzwischen gibt es bereits erste Vermutungen, dass einige unserer Zivilisationskrankheiten dadurch entstehen oder zumindest genährt werden, dass wir zu wenig in der Natur sind. Die Annahme ist, dass wir als Menschen mit unseren inneren Systemen eigentlich in das größere Ökosystem des Lebens gehören und dass z. B. erst genügend Austausch mit Bäumen und Wald unser Immunsystem optimal funktionieren lässt, weil es sich in diesem Austausch und für diesen Austausch evolutionär entwickelt hat (Arvay 2016).

Darüber hinaus gibt es immer mehr Hinweise darauf, dass Meditation sich positiv auf unsere Gesundheit auswirkt (Sedlmeier 2016) und eine spirituelle Einbindung für viele Menschen messbare Gesundheitseffekte hat. Es wird immer deutlicher, dass Heilung nichts ist, was wir direkt und mechanisch intendieren können. Die Heilwirkung der Meditation ist gerade dann besonders groß, wenn sie weder zielgerichtet noch funktional eingesetzt wird.

Und es gibt Ansätze, die auch unser Konzept von Heilung in einen größeren Zusammenhang stellen und uns zeigen, wie es möglich ist, dem Lebensprozess in seiner Ganzheit zu vertrauen, auch wenn wir nicht auf die Art gesunden, wie wir es uns wünschen würden (Levine 2018).

Selbst wenn wir krank sind, können die kleinen selbstregulativen Übungen helfen, mit dem jeweiligen körperlichen und psychischen Erleben besser umzugehen. Seufzer im Krankenbett können tief entlastend sein, Gähnen kann z. B. grübelndes Denken unterbrechen und helfen zu entspannen, Summen in den Körper kann beruhigen und besänftigen.

Heilsames in der Krankenbegleitung

Auch wenn Sie einen Erkrankten begleiten, kann vieles von dem, was Sie hier ausprobieren, hilfreich und unterstützend sein. Natürlich können alle wohltuenden Übungen nach einem Krankenbesuch helfen, sich wieder fließend und frei zu fühlen.

Aber auch in der direkten Begleitung von jemandem, der erkrankt ist, können Sie auf das Wissen um die Bedeutung von einfachem Da-Sein, von wohlwünschender Berührung und wohlwünschendem Summen zurückgreifen. Ermutigen Sie den kranken Menschen, auch bewusst zu seufzen und zu gähnen, zu ächzen und zu stöhnen – nicht als Ausdruck eines unlösbaren Leids, sondern als Möglichkeit, die Anspannung loszulassen und mehr Entlastung durch Pulsation im Körper zu erleben.

Und wenn der Mensch, um den es geht, schwer krank ist oder dem Sterben entgegengeht, kann es für uns selbst hilfreich und beruhigend sein, wenn wir nicht hilflos am Bett sitzen, sondern Möglichkeiten haben, auf schlichte Art und Weise Einfluss zu nehmen auf das Befinden und den wahrgenommenen Zustand des Begleiteten. Alles, was ich Ihnen hier vorschlage, ist vielfach erprobt, und viele Menschen haben Erfahrungen damit gemacht – auch solche, die professionell oder ehrenamtlich Menschen begleiten, die dem Sterben entgegengehen.

Nehmen Sie Ihr krankes Gegenüber bewusst in Ihre wohlwünschende Präsenz auf, seien Sie einfach da, berühren Sie mit Achtsamkeit, summen Sie beruhigend zum Körper des Gegenübers. Ob Ihr Gegenüber Berührung oder auch Summen mag, wird sich Ihnen ganz einfach mitteilen, indem Sie selbst die Entspannung oder Lösung in der Situation spüren oder indem Sie spüren können, dass das Gewebe Ihres Gegenübers sich sozusagen für die Berührung »öffnet«.

Frank Ostaseski, der Mitte der 1980er-Jahre Mitbegründer des *Zen Hospice Project* war, des ersten Hospizes in Kalifornien, und der selbst in vier Jahrzehnten Menschen im Sterbeprozess begleitet hat, hat in einem seiner Seminare zur Sterbebegleitung einen Film über einen Marathon gezeigt, den ein Blinder und ein Sehender zusammen gelaufen sind, querfeldein. Der Blinde hatte seine Hand auf der Schulter des Sehenden, der vor ihm lief. Beide kamen glücklich lächelnd ins Ziel. Die Frage an uns Seminarteilnehmer war: Wer ist in der Sterbebegleitung der Blinde? Schnell war überdeutlich, dass wir als begleitende Menschen die Blinden sind und die Sterbenden die Sehenden – sie sind es, denen der Weg sich zeigt. Und als Begleitende folgen wir ... Sich dessen bewusst zu sein kann sehr entlasten. Mehr Hinweise zur Sterbebegleitung finden Sie im Buch von Frank Ostaseski (2017).

Eine Möglichkeit, wie man Menschen auch in schwierigen Zuständen dazu einladen kann, sich mehr zu entspannen oder zu beruhigen, auch wenn Sie nicht miteinander sprechen können, kann die »Atemresonanz« sein. Ich empfehle Ihnen, damit zu experimentieren, es sozusagen als Trockenübung auszuprobieren, bevor diese Art der Begleitung wirklich gebraucht wird.

Übung: Atemresonanz

Setzen Sie sich nah zu dem Menschen, den Sie begleiten. Auf jeden Fall so nah, dass Sie die Atembewegung des Körpers deutlich wahrnehmen können. Wenn Ihnen beiden danach ist, können Sie Ihr Gegenüber gerne auch berühren. Stimmen Sie sich auf den Atemfluss und die Atembewegung des Gegenübers ein und passen Sie Ihren eigenen Atemrhythmus allmählich an. Seufzen Sie bei jedem Ausatmen ein deutlich hörbares »aaaaah«. Bleiben Sie bei dieser Art des Atmens, solange es Ihnen angenehm ist.

Diese Art, miteinander zu atmen, geht auf Ondrea und Stephen Levine (2015) zurück, die viele Menschen in schwierigen körperlichen Zuständen und im Sterben begleitet haben. Wenn eine Resonanz zwischen Ihnen und Ihrem Gegenüber entsteht (was nicht planbar ist – deshalb nehmen Sie es eher als Geschenk denn als Errungenschaft, wenn Sie es erleben), kann diese Art des gemeinsamen Atmens tiefe Lösung und Entspannung bewirken – selbst bei Menschen, die Schmerzzustände oder Ängste erleben.

Wir Menschen können uns auf Ebenen berühren und verbinden, die unserem Verstand nicht zugänglich sind, und wir können dabei füreinander sehr hilfreich und unterstützend sein.

Und als kleine Bemerkung am Rand möchte ich Sie auf das Projekt »Letzte Hilfe« hinweisen – ein Kursprojekt ähnlich wie Erste-Hilfe-Kurse, in dem es darum geht, in die Begleitung Sterbender einzuführen. Sie finden alle Info unter: https://www.letztehilfe.info/das-projekt/.

Heilsames für verfestigte psychische sowie körperliche Strukturen

Unser Körper erzählt in seinen Funktionsweisen – in der Art, wie er Information verarbeitet, darin, wie unser Nervensystem funktioniert und auf was wir mit Ängsten und Befürchtungen oder auch mit Aggression reagieren – viel von unseren bisherigen Erfahrungen und Herausforderungen und den Lösungen, die wir gefunden haben. Wenn wir anerkennen können, dass unsere (sozusagen körperlich verfestigten) Lösungswege – auch die, die uns jetzt als hinderlich und sogar störend erscheinen – in unserer Lebensbewältigung die für uns bestmöglichen waren, dass wir intelligent und kreativ reagiert haben auf das, was uns als Lebensbedingung begegnet ist (in Beziehungen, in der Umwelt, in der Ernährung, in unserer genetischen Ausstattung, was uns im Lebensprozess begleitet hat aus der Vorgeschichte unserer Familie etc.), dann können wir beginnen, uns liebevoller und verständnisvoller uns selbst zuzuwenden. In der liebevollen Hinwendung »zu dem, was ist« kann sich unser KörperSein entspannen und aus der Anstrengung, die das Nicht-gut-genug-Sein mit sich bringt, wieder herausfinden. Wenn es uns möglich wird, unser Wohlwünschen nach und nach auf alle inneren Bereiche auszudehnen, mit denen wir sonst kritisch umgehen und mit denen wir nicht einverstanden sind, dann kann sich ein neuer Zugang zu Heilung öffnen, den wir nicht planen oder organisieren. In der liebevollen Anerkennung der Lösungswege, die wir bisher gefunden haben mit all den Schwierigkeiten, die sie uns vielleicht beschert haben, entsteht der Raum, in dem die uns eigene Intelligenz und Kreativität wieder frei wird für Neues.

Erfahrungen, die wir früh in unserem Leben gemacht haben, die ja immer auch körperliche Beziehungserfahrungen sind, haben nicht nur einen Einfluss auf unsere psychische Struktur, sondern haben auch einen Niederschlag in den Strukturen unseres Körpers, im Gewebe, in der Art, wie unser Körper Information verarbeitet. Indem unser Körper nach und nach lernt, sich ins Sein zu entspannen und zu vertrauen, können auch solche Strukturen allmählich neue Wege ausbilden.

Julie Henderson beschreibt im *Summ-Buch* einige Erfahrungen, auf die wir summend Einfluss nehmen können. Sie beschreibt, was die

Auswirkungen von Angst und Gefahr, von Mangel, von Missachtung und von verlorener Ganzheit sind und wie wir durch Summen und vor allem durch wohlwünschendes Summen unseren Körper einladen können, diese gewordenen Strukturen wieder flüssiger werden zu lassen und neue Reaktionsweisen zu finden (Henderson 2007, S. 31–36). Und noch einmal: Neue Wege zu finden braucht Entdeckergeist und manchmal Mut. Neue Wege zu etablieren braucht Geduld und Wiederholung. Neue Wege in die eigene Landkarte zu integrieren braucht Offenheit und immer wieder Bewusstheit.

3 Gute Gesellschaft

Gute Gesellschaft, die Verbundenheit mit anderen auf den unterschiedlichsten Ebenen, ist zentral für unser Wohlgefühl. Zugleich braucht es die innere Bereitschaft und Öffnung, diese Verbundenheit auch zu spüren. Hier sind Sie zu Übungen eingeladen, die es Ihnen erlauben, Verbundenheit im Kontakt mit anderen zu entwickeln, aber auch, sich selbst, innerlich, in den Raum der Verbundenheit zu führen.

3.1 Verbundenheit erleben

Als Menschen sind wir soziale Wesen und haben evolutionär gelernt, uns an die Werte und Regeln unseres jeweiligen Stammes anzupassen, um dazuzugehören und dadurch unser Überleben zu sichern. Selbst wenn das für unser Überleben nicht mehr in dem Maße notwendig ist wie früher, tun wir es dennoch. Wir orientieren uns (oft auch unbewusst) an unserem »Stamm«. Das heißt, wenn Gähnen und Seufzen zu den Verhaltensweisen gehören, mit denen man dazugehört, fällt es uns viel leichter, sie zuzulassen, als wenn wir dadurch Seitenblicke ernten oder gar Ausgrenzung erleben, weil wir uns danebenbenehmen. Wenn wir also zu den Selbstregulationsmechanismen zurückfinden wollen, die uns angeboren sind, aber gesellschaftlich eher unterdrückt, verachtet oder missbilligt, ist es sehr hilfreich, Menschen um sich zu haben, die die gleichen Verhaltensweisen pflegen wie wir. Schon deshalb ist es äußerst hilfreich, *Zapchen* in Gruppen zu üben, zumindest von Zeit zu Zeit. Das hilft unserem Nervensystem zu erkennen, dass wir auch noch dazugehören, wenn wir diese ungehörigen kleinen Übungen machen oder sogar oft und genüsslich Nickerchen machen. Das hilft, all die kleinen inneren Hindernisse, die bei diesen Übungen auftauchen können und uns ins gedachte Abseits stellen, aufzuweichen und zu überwinden. Finden Sie also möglichst Gleichgesinnte, die auch Lust haben, sich »danebenzubenehmen« und zu schauen, was dann mit ihnen passiert. Gähnen, seufzen, lachen und nickern Sie gemeinsam und freuen Sie sich an der ungewohnten Ebene der Verbundenheit, die dabei entsteht.

Und machen Sie vielleicht einige Übungen, die besonders die Verbundenheit im Miteinander spürbar werden lassen.

Übung: Herzraum an Herzraum

Sitzen Sie mit einem Partner oder einer Partnerin Rücken an Rücken. Lehnen Sie sich aneinander und lassen Sie sich Zeit, sich auszutarieren, bis beide ein stimmiges Gefühl haben. Das kann manchmal eine ganze Zeit dauern. Nutzen Sie Möglichkeiten von weiteren Kissen oder Decken, um Ihre Position zu stabilisieren.

Beginnen Sie damit, jeder oder jede für sich in den eigenen Herzraum zu summen. Bleiben Sie zunächst mit der Aufmerksamkeit bei sich, auch wenn Sie Ihr Rücken-Gegenüber summend spüren und hören werden.

Nach einiger Zeit (vielleicht vereinbaren Sie dafür ein Zeichen) lassen Sie Ihr Summen sich ausdehnen in den gemeinsamen Herzraum hinein, sodass Sie beide in den großen, gemeinsam geteilten Herzraum summen. Sie können den großen Herzraum mit guten Wünschen für Sie beide füllen. Dann kommen Sie allmählich mit der Aufmerksamkeit und dem Summen wieder ganz zu sich zurück und lassen den Ton ausklingen.

Manche Menschen mögen danach ein Nickerchen Rücken an Rücken machen oder zumindest in der Nähe des Partners oder vielleicht auch wirklich aneinandergekuschelt.

Erzählen Sie sich gegenseitig von Ihren Wahrnehmungen und Empfindungen und haben Sie keine Scheu vor der Berührtheit im Miteinander. Finden Sie Worte dafür, auch wenn sich vieles nur unzureichend in Worten ausdrücken lässt.

Oder versuchen Sie es einmal mit »Mutuality«. Es gibt bisher kein geeignetes deutsches Wort dafür – vielleicht »gleichzeitige Gegenseitigkeit« (aber auch das klingt mühsam und umständlich).

Übung: Mutuality

Sitzen Sie sich gegenüber, in einer angenehmen Distanz, in der Sie sich mit geöffneten Augen beide wohlfühlen. Schließen Sie beide die Augen. Seien Sie ganz bei sich selbst. Nehmen Sie Empfindungen und Sensationen bei sich selbst wahr, an denen Sie spüren können, dass Sie lebendig sind. Sehr schlichte Wahrnehmungen eignen sich am besten. Es kribbelt, kleine Bewegungen sind spürbar, vielleicht auch die Atembewegung. Lassen Sie es sehr einfach sein. Stabilisieren Sie diese Wahrnehmung des eigenen Lebendigseins.

Wenn Sie sich gut darin verankert fühlen, öffnen Sie die Augen und nehmen Sie das Wesen Ihnen gegenüber wahr. Nehmen Sie auch wahr, dass es auf die gleiche basale Art lebendig ist wie Sie. Sobald Sie Ihre eigene Lebendigkeit dabei aus dem Gefühl verlieren, schließen Sie die Augen wieder und vergewissern Sie sich der eigenen Empfindungen. Dann öffnen Sie wieder die Augen. Lassen Sie sich Zeit ...

Beim Augenöffnen kann es sein, dass Ihr Gegenüber die Augen geschlossen hat oder auch geöffnet. Wenn Sie beide die Augen geöffnet haben, schauen Sie sich mit weichen Augen an und lassen Sie den Kontakt zu, der entsteht, wenn zwei Wesen sich ihrer basalen Lebendigkeit bewusst sind und in Kontakt kommen. Vielleicht staunen Sie über Ihre Wahrnehmungen. Und kommen Sie immer wieder zu sich selbst zurück. Und dann nickern Sie beide.

Zu dieser Übung kann man eigentlich nur sagen: Probieren Sie es aus. Möglichst immer mal wieder.

Auch auf dieser Ebene, im Kontakt mit anderen, haben wir meist eingefleischte Gewohnheiten: Entweder tendieren wir dazu, die Wahrnehmung von uns selbst zu verlieren oder zu unterdrücken, wenn wir im Kontakt mit dem Gegenüber sind, oder wir haben die Tendenz, nur uns selbst wahrzunehmen und das Gegenüber aus dem gefühlten Kontakt zu verlieren. Beides macht uns auf unterschiedliche Art und Weise einsam.

Die Unterdrückung der Wahrnehmung von uns selbst kann uns zu Opfern des Kontakts machen, weil wir die Basis dafür – nämlich zu spüren, was wir wollen und wo unsere Grenzen sind – nicht mehr haben. Wenn wir diese Basis nicht spüren können, fehlt uns die Orientierung im Kontakt. Dann wird das Gegenüber zur Orientierung und womöglich zum Maßstab, obwohl es doch über unsere ureigensten Wünsche und Bedürfnisse eigentlich nichts weiß.

Wenn die Wahrnehmung aber zu sehr bei uns selbst bleibt, können wir nicht auf die Wünsche, Bedürfnisse und Grenzen des Gegenübers eingehen. Wir suchen Kontakt, haben aber die Wahrnehmung des Gegenübers verloren und hören es vielleicht nur, wenn es lautstark protestiert oder sich beschwert. Und dann gibt es womöglich Streit statt Verbundenheit. Und für unsere eigenen Wünsche nach Kontakt finden wir kein Gegenüber, obwohl da eines ist.

Beides sind natürlich idealtypische, überzogene Beschreibungen. Es gibt alle möglichen Zwischenstufen, und manchmal sind die Muster auch unterschiedlich – je nachdem, mit wem wir im Kontakt sind.

Die Fähigkeit und Möglichkeit, unser Gegenüber als »auf die gleiche Art lebendig« wie uns selbst wahrzunehmen kann die Quelle für basales Mitgefühl sein. Auf dieser Ebene der Wahrnehmung ist es uns selbstverständlich, dass unser Gegenüber die gleichen Wünsche nach Glück und Zufriedenheit hat wie wir selbst. Und manchmal scheint durch die Verbundenheit, die wir spüren, die tiefere Ebene des Einsseins alles Lebendigen auf, klopft sozusagen an die Tür unserer Wahrnehmung. Im Facettenreichtum des Lebens haben wir dann eine weitere Facette dazugewonnen. Und aus dieser Wahrnehmung heraus können wir auch erspüren, dass Wohlwünschen für ein Gegenüber immer auch ein Wohlwünschen für uns selbst ist.

Ein freudiges Miteinander kann aber auch ganz anders entstehen.

Übung: Backe, backe Kuchen

Erinnern Sie sich? Stehen Sie sich gegenüber, die Hände zueinander gerichtet. Lassen Sie zunächst beide Handflächen die Handflächen Ihres Gegenübers klatschend berühren, dann klatschen die eigenen Hände aneinander. Die rechte Hand klatscht die Hand des Gegenübers, beide eigenen Hände klatschen, die linke Hand klatscht die Hand des Gegenübers, beide eigenen Hände klatschen.

Oder Sie finden miteinander ganz andere Rhythmen und Muster. Wenn Sie ein gemeinsames Muster gefunden haben, werden Sie immer schneller, bis Sie (wahrscheinlich lachend) herausfallen.

Und dann sprechen Sie (möglichst mit »funny talking«) miteinander über Ihre Erfahrung.

Es ist nicht möglich, diese Übung zu machen und gleichzeitig zu grübeln – das alleine ist oft schon ein Segen. Unser Drang, die Dinge »richtig« zu machen, geht in der Unmöglichkeit unter, das Muster zu behalten, wenn wir schneller werden. Und das größte Vergnügen liegt oft im gemeinsamen Scheitern. Kaum etwas anderes hilft uns so schnell, die Dinge auf den Kopf zu stellen. Da stehen wir dann – gemeinsam, gescheitert und vergnügt – eine wunderbare Art der Verbundenheit.

Und dann empfiehlt sich ein Nickerchen.

Übung: Nickerchen beieinander

Finden Sie heraus, wie viel Körperkontakt Ihnen gerade guttut, aber seien Sie nicht zu sparsam. »Löffelchenliegen« kann eine wunderbare Erfahrung sein, auch ohne Trauschein oder Lebensgemeinschaft. Kuscheln Sie sich beieinander ein und nickern Sie. Lassen Sie sich sinken, dösen, träumen oder schlafen Sie und kommen Sie zur Ruhe.

Und wenn Sie mögen, machen Sie ein weiteres Experiment.

Übung: Sich mit Grimassen unterhalten

Stehen Sie sich gegenüber. Schneiden Sie Grimassen. Unterhalten Sie sich in der »Grimassensprache«. Erst zeigt ein Gesicht eine Grimasse, dann antwortet das andere Gesicht darauf. Wenn es Freude macht, machen Sie Töne dazu. Erlauben Sie sich Ihren gemeinsamen Spaß.

Oder wie wäre es damit:

Übung: Synchrones Gehen

Gehen Sie nebeneinander durch den Raum. Stimmen Sie sich aufeinander ein, gehen Sie mehr und mehr synchron. Nach einiger Zeit finden Sie wieder in Ihren ureigenen Rhythmus zurück, gehen Sie nebeneinander weiter, auf ein vorher vereinbartes Zeichen synchronisieren Sie sich wieder und bleiben Sie eingestimmt, bis Sie anhalten und sich voneinander verabschieden. Lassen Sie sich Zeit, sich Ihre Erlebnisse zu erzählen.

Geteilte, synchrone Erfahrung stimmt unsere Gehirne und Körper aufeinander ein und hilft uns, Verbundenheit »zu erzeugen«. Mit der Hin- und Herbewegung zwischen Synchronisation und getrennten Rhythmen gewöhnen wir uns an die Pulsation, die alle unsere Beziehungen bestimmt. Wie alles Lebendige pulsiert auch jeder Kontakt in einem eigenen Rhythmus. Die Bewegung aufeinander zu wird gefolgt von der Einstimmung, wenn der Kontakt gelingt, und dann folgt, nach kürzerer oder längerer Zeit, eine Bewegung, die auseinanderführt. Diese pulsierende Bewegung hat in jedem Kontakt eigene Rhythmen, kann sich vielfach wiederholen in unterschiedlichen Mustern oder kann auch nach einmaligem Zueinander-hin- und Voneinander-weg-Bewegen zur Auflösung des Kontakts führen. Das Vertrautwerden mit diesen Mustern und die Fähigkeit, sie in Beziehungen zu erkennen, kann eine Hilfe sein, Beziehungen mit mehr Raum, Gelassenheit und Sicherheit zu erleben. Wenn Sie die oben beschriebene Übung mit verschiedenen Partnern machen, können Sie allmählich erkennen, an welchen Stellen der Pulsation Sie dazu tendieren festzuhalten, was nicht festzuhalten geht, herstellen zu wollen, was von alleine wieder entsteht, oder sich anzustrengen für etwas, was mühelos sein kann. Üben Sie sich in Wohlwollen für sich selbst, wenn Sie Ihre Muster entdecken. Machen Sie sich bewusst, dass die Grundlage für diese Muster in sehr frühen Erfahrungen in Ihrem Leben gelegt wurde, und lassen Sie sich Zeit, die Möglichkeiten zur Veränderung zu erkunden. Mit Neugierde und Experimentierfreude und ohne die Festlegungen »So bin ich« können lange bestehende Muster sich lockern und neue Möglichkeiten entstehen. Feiern Sie jede Entdeckung und machen Sie lange Nickerchen nach Ihren Experimenten – gut eingekuschelt und warm.

3.2 Innerlich verbunden sein

Vielleicht ist es schon das ein- oder andere Mal aufgetaucht, als Ahnung, als feine Wahrnehmung. Im Grunde sind wir »schon verbunden«, und was sich vor die Wahrnehmung der Verbundenheit schiebt, sind unsere Gewohnheiten und Muster, unsere Ängste und Befürchtungen, die Schleier unserer Wahrnehmung. Wir sind zugleich Welle in unserer Einzigartigkeit und Meer in der Verbundenheit und im Einssein mit dem Leben. Dafür (und dagegen) müssen und können wir nichts tun. Wir können unsere Wahrnehmung öffnen und nach und nach die Schleier entfernen, die uns von dieser Ebene der Wahrnehmung trennen. Dann kann eine Grundsicherheit auch in der Verbindung zu anderen entstehen.

Neben der Ebene, oder besser – eingefaltet in die Ebene, in der wir tief verbunden und eins sind, gibt es die Ebenen, in denen wir uns als getrennte Individuen begegnen in unserer Unterschiedlichkeit. Und auf diesen Ebenen haben wir tiefe Sehnsüchte danach, uns geliebt, wertgeschätzt, gewollt und angenommen zu fühlen. Wenn wir auch diese Ebenen in uns liebevoll berühren, können sie allmählich Vertrauen gewinnen in ein basales Angenommensein, das unser ganzes Lebensgefühl durchdringt. Es braucht etwas Mut, die Schichten in uns zu öffnen, die sich nicht geliebt und angenommen fühlen, weil das heißt, mit verletzten, gekränkten oder als schwach erlebten Seiten von uns selbst in Verbindung zu kommen.

Probieren Sie es einmal aus.

Übung: Ein liebendes Gegenüber visualisieren

Machen Sie die eine oder andere Übung, die Sie mögen. Erlauben Sie sich zunächst, Ihr WohlSein auszudehnen. Dann setzen Sie sich und stellen sich vor, dass sich Ihnen gegenüber ein Wesen niederlässt, das sich Ihnen mit Liebe und Fürsorge zuwendet. Es gibt keine Vorgabe dafür, welche Art von Wesen das sein soll. Es kann ein Haustier sein, ein naher Mensch, eine Fantasiegestalt oder ein spirituelles Wesen.

Erlauben Sie sich, die Liebe und Fürsorge des Gegenübers zu spüren, mit dem Atem in sich aufzunehmen, tief in Ihr KörperSein bis in die Zellebene sinken zu lassen. Lassen Sie sich tief berühren. Wenn Sie Schichten von Abwehr und Zweifel bemerken, hüllen Sie auch diese in die liebevolle Präsenz ein, ohne zu erwarten, dass sich etwas verändern müsste an Abwehr und Zweifel. Tätscheln Sie Ihr Herz.

Dann machen Sie ein Nickerchen.

Tun Sie das immer wieder, bis sich Ihr KörperSein allmählich an diese Wahrnehmung gewöhnt und beginnt, das Geliebt- und Angenommensein für möglich zu halten.

Spirituelle Lehrer vieler Traditionen laden uns genau dazu ein, uns der liebenden Präsenz bewusst zu werden, die uns umgibt. Neurowissenschaftler sagen uns, dass dies eine Möglichkeit ist, unser Gehirn allmählich in Richtung von gefühlter Liebe zu »trainieren« (Hanson o. J.). Die psychologische Forschung zeigt, dass wir damit unseren Beziehungen eine positive Basis geben können(Fredrickson u. Hölsken 2013). Und Mitgefühlsforscher weisen uns darauf hin, dass dies die Grundlage für die Entwicklung von Mitgefühl sein kann (Gilbert 2011).

Und so können wir auch beginnen, aufmerksam zu werden für die kleinen Momente im Alltag, in denen wir Fürsorge, mitfühlende Resonanz, liebende Zuwendung erfahren. Manchmal sind es kleine Momente in kurzen Begegnungen, manchmal eine tiefe Erfahrung mit geliebten Menschen. Immer nehmen wir diese liebende Zuwendung nur wahr, wenn wir uns selbst dafür öffnen können. Und wir können lernen, diese Momente zu »sammeln«, uns ihrer bewusster zu werden und uns mehr und mehr daran zu orientieren. Unser Inneres reagiert auch, wenn wir anderen Menschen zusehen, die sich liebevoll und offen verhalten. Auch wenn wir nicht selbst das Gegenüber sind. Unsere Spiegelneuronen helfen dabei.

Das bedeutet vielleicht nicht, die umfassende Liebe zu erleben, nach der wir uns so sehnen, oder die unendliche Wertschätzung, die nie ein Ende oder einen Bruch erfährt. Aber wenn wir lernen können, uns mehr für das zu öffnen, was uns im scheinbar Kleinen begegnet, können wir – verblüffenderweise – allmählich in einem Universum leben, das freundlicher und liebevoller ist.

Aus der psychologischen Forschung von Barbara Fredrickson wissen wir, dass wir sogenannte Positivitätsspiralen erleben können, in denen positiv Wahrgenommenes zu erneutem positivem Erleben führt (Fredrickson u. Nuber 2011).

Beginnen wir mit dem Einfachsten: Wir sind es nicht gewohnt, uns gegenseitig Positives aus unserem Erleben in Beziehungen zu erzählen – wir neigen dazu, Problematisches zu besprechen, und vor allem, wenn wir in Beziehungen in Bedrängnis kommen, haben wir das Bedürfnis, mit anderen darüber zu sprechen (was an sich einen großen Wert hat und tiefe Verbundenheit hervorrufen kann). Das bedeutet aber auch, dass wir weniger bewusst in unsere Wahrnehmung holen und verankern, was wir Positives mit anderen Menschen erleben. Überspitzt könnte man sagen: Wenn man Menschen zu ihren Liebesbeziehungen befragt, erzählen sie von Herzschmerz und Liebesleid, fragt man nach Freundschaften, erzählen sie von Verrat und Konkurrenz, fragt man nach Nachbarschaft, hört man von fast kriegerischen Auseinandersetzungen. Das ist sicher übertrieben. Aber die evolutionär gewachsene Tendenz unseres Gehirns, sich dem Negativen zuzuwenden, um eventuellen Gefahren begegnen zu können, ist auch im Bereich von Beziehung und Verbundenheit wirksam. Und auch hier ist es hilfreich, wenn wir bewusst und immer wieder freundlich den Teil in uns »füttern«, der Liebevolles wahrnimmt und annimmt.

Übung: Sich positiver Verbindungsmomente bewusst werden

Sitzen oder liegen Sie. Lassen Sie einen Menschen, mit dem Sie verbunden sind (egal, welche Art von Beziehung), in Ihrem Geist auftauchen. Werden Sie sich der letzten Begegnung bewusst. Lassen Sie all die kleinen Momente, in denen sich Ihre Verbundenheit ausdrückt, in sich auftauchen. Spüren Sie auch in Ihrem Körper die innere Reaktion auf Verbundenheit.

Spüren Sie Zugewandtheit, Interesse, rufen Sie sich den Augenkontakt in Erinnerung, wertschätzen Sie das Teilen von Lebenszeit.

Wenn Sie mögen (und mutig sind), machen Sie das auch einmal für einen Menschen, mit dem Sie im Konflikt sind.

Beobachten Sie die Wirkung dieser Wertschätzung des Geteilten in Ihrem Körper.

Und wie immer: Strengen Sie sich dafür nicht an.

Übung: Das Geliebtwerden annehmen

Zunächst werden Sie sich bewusst, woran Sie spüren, ob und dass Sie geliebt werden: Berührung, Augenkontakt, liebevolle Äußerungen, Mitgefühl, Fürsorge oder was auch immer Ihnen einfällt dazu. Lassen Sie sich Zeit dafür und erkunden Sie, welche Körperreaktionen in Ihnen dabei wachgerufen werden (vielleicht wird Ihnen warm, Anspannung löst sich, sie spüren Ihr Herz ...).

Werden Sie sich des Kontaktes zu Menschen bewusst, die solche Reaktionen in Ihnen auslösen. Werden Sie sich Ihrer eigenen Körperreaktionen in diesen Kontakten bewusst. Lassen Sie diese Wahrnehmung sich in Ihrem KörperSein ausbreiten. Nehmen Sie das Geliebtwerden an.

4 Sich dem Leben öffnen

Wenn wir Sicherheit erleben und uns in unserem Körper zu Hause fühlen, haben wir die Basis, dafür uns zu öffnen – für Begegnungen, für Wahrnehmungen, für Erlebnisse. Wenn Unsicherheit, Anspannung und Schutzbedürfnis unsere Erlebenswelt dominieren, sind wir unaufhörlich mit der Bewältigung von direkter oder vermeintlicher Gefahr beschäftigt. Wenn allmählich mehr Sicherheit in unserem Sein entsteht – zusammen mit einem Gefühl, gehalten und geborgen zu sein (bei gleichzeitigem Schutz) -, können wir uns öffnen für das Abenteuer des Lebens.

Es gibt viele, viele Möglichkeiten, sich dem Leben zu öffnen. Hier sind nur einige kleine Übungen beschrieben, die dieses »Sichöffnen« unterstützen und unsere Wahrnehmung auf vielleicht Vergessenes oder noch nie Wahrgenommenes lenken. Dabei geht es um ungewohnte Wahrnehmungsebenen, um eine Vergrößerung des erlebten Raumes, um die Hinwendung zur Kostbarkeit des Moments – alles eher dem Raum des »Nichtstuns« verpflichtet, der ungeplanten Öffnung, der Schlichtheit des Moments.

Übung: Den eigenen Raum erweitern

Beginnen Sie damit, die eigenen Körpergrenzen abzutätscheln und freundlich zu berühren, bis Sie den Körper in seiner Form wahrnehmen können. Und dann machen Sie noch einmal die Übung, mit der Sie einen (virtuellen) Raum um den Körper schaffen.

Setzen Sie sich oder legen Sie sich hin. Summen Sie zunächst in die Form des Körpers. Machen Sie eine Pause.

Summen Sie in den Körper und in den Raum um den Körper. Machen Sie eine Pause.

Lassen Sie den Raum, um sich weiter ausdehnen (soweit es Ihnen angenehm ist), und summen Sie auch in diesen ausgedehnten Raum. Machen Sie eine Pause.

Kommen Sie noch einmal zur Wahrnehmung des Körpers in seiner Form – gehalten im größeren Raum. Machen Sie ein Nickerchen.

Indem wir lernen, unser Raumerleben, unsere Wahrnehmung unserer Ausdehnung zu steuern, können wir lernen, uns auf ungewohnte Art für die Welt zu öffnen. Spielen Sie mit den Grenzen Ihres Raumes: Wo ist er zu Ende – kann er für Sie auch unendlich sein?

Übung: Die Grenze des eigenen Raumes pulsieren lassen

Beginnen Sie wie bei der Übung vorher. Seien Sie sich der Form des Körpers und des Energieraumes um Ihren Körper bewusst.

Sitzen oder liegen Sie und summen Sie in die Form des Körpers und in den Energieraum. Lassen Sie die Grenze Ihres Raumes pulsieren. Verkleinern und vergrößern Sie den Raum, indem Sie die Grenze etwas zu sich herziehen und dann wieder lösen und größeren Raum entstehen lassen.

Lassen Sie eine Pulsation entstehen – so, als sei dieses Vergrößern und Verkleinern ein Atemfluss. Lassen Sie die Pulsation so schnell oder langsam sein, wie sie entsteht. Genießen Sie.

Machen Sie ein Nickerchen.

Bei dieser Art von Übung ist es schwierig, Worte zu finden für das, um was es geht. Die Wahrnehmungsebene erweitert sich in einen Erlebensraum hinein, der sich den gewohnten Konzepten und Beschreibungen entzieht und doch deutlich und unumstößlich »da« ist. Je mehr Worte wir allerdings im Vorhinein darüber hören oder lesen, desto größer ist die Gefahr, dass unsere Wahrnehmung sich einengt und nach dem sucht, was wir (vermeintlich) als das gehört haben, worum es geht. Es ist eher eine Einladung, uns mit dem Nichtwissen anzufreunden, mit der suchenden Bewegung, die nicht durch ein Konzept die Wahrnehmung erschlägt, sondern die aushält, dass es vorübergehend nur die Wahrnehmungen gibt, die sich nicht sofort einordnen lassen. Also ein wirkliches Abenteuer ...

Übung: »Ah« sagen

Am besten sitzen oder liegen Sie, wenn Sie die Übung ausprobieren.

Beginnen Sie, behutsam mit dem Ausatmen »Aaah« zu sagen und allmählich das »Aaah« auszudehnen und hörbarer und spürbarer werden zu lassen.

Sie können Ihren Körper mit »Aaah« füllen und das »Aaah« sich auch in den Raum um Sie herum ausbreiten lassen.

Lassen Sie sich genügend Zeit, die Wirkung des »Aaah« zu erspüren. Lassen Sie sich allmählich von »Aaah« erfüllt und getragen sein.

Und wenn Sie die Möglichkeit haben – das ist eher eine Sommerübung –, legen Sie sich draußen an einem Platz auf den Boden, an dem Sie in den Himmel schauen können.

Übung: In die Weite des Himmels »Ah« sagen

Legen Sie sich im Freien auf den Boden. Schauen Sie in den Himmel. Beginnen Sie, mit dem Ausatmen »Aaah« zunächst in den eigenen Körper zu schicken. Füllen Sie Ihren Körper mit »Aaah«.

Dann beginnen Sie, das »Aaaah« in die Weite des Himmels und in den Raum zwischen Ihnen und dem Himmel über Ihnen zu schicken. Seien Sie behutsam mit sich und spüren Sie nach jedem »Aaah« die Wirkung.

Lassen Sie sich in der Weite treiben.

Wir experimentieren hier mit der Wahrnehmung von Offenheit und Weite. Wir haben die Sicherheit zunächst in der Wahrnehmung von Kontakt zum Boden, Klarheit von Grenzen, in der Wahrnehmung von Fülle und in der Freundschaft mit Vergänglichkeit gesucht. Wir haben uns im Körper beheimatet auf unterschiedlichste Art und Weise.

Nun ist die Einladung, eine neue Art von »Beheimatung« zu finden, eine Beheimatung in der Offenheit und Weite des Seins. Experimentieren Sie damit, lassen Sie sich Zeit dafür, kehren Sie immer wieder zurück zur konkreten, materiellen »Beheimatung« Ihres Körpers und lassen Sie den »größeren Raum« allmählich wachsen. Dann kann dieser »größere Raum« ein neuer Raum der »Beheimatung« werden – ein Raum, der auch in großen Schwierigkeiten und Herausforderungen Heimat bietet. Ein Raum, der eine neue Art von Geborgenheit und Halt gibt, die unser so materiell gefärbtes Paradigma, die Art, wie wir gewohnt sind, die Welt zu sehen, übersteigt und in gewissem Sinn transzendiert. Und wenn Sie beginnen, sich in diesen größeren Räumen wohlzufühlen, dann experimentieren Sie gerne weiter.

Übung: Offenheit bis auf Zellebene wahrnehmen

Sitzend oder liegend werden Sie sich allmählich der Strukturen bewusst, die Ihren Körper bilden. Summen Sie vielleicht in diese Strukturen.

Lassen Sie Ihre Wahrnehmung allmählich bis auf Zellebene sinken. Nehmen Sie Zellen als Raum wahr. Lassen Sie Ihre Wahrnehmung mehr und mehr in diese Räume sinken und nehmen Sie die Pulsation des Raumes, die Offenheit und Weite von da aus wahr.

Achten Sie sehr darauf, keinen Druck auf Ihre Wahrnehmung auszuüben, nicht nach »etwas Bestimmtem« zu suchen. Lassen Sie das »Tasten im Nebel« zu, in dem manchmal Wolkenlöcher die Sonne sichtbar werden lassen. Und dann verschwindet sie wieder. Seien Sie behutsam mit sich.

Lassen Sie sich Zeit zum Ausruhen.

Und was bleibt dann noch anderes als:

Übung: Wow

Suchen Sie sich einen Platz, zunächst möglichst draußen in der Natur, an dem Sie eine Weile verweilen mögen. Schauen Sie sich um und lassen Sie Ihre Augen bei etwas verweilen, das Sie anzieht, das Ihnen gefällt. Bleiben Sie dabei, Ihre Augen bei diesem Fleck Erde, bei dieser Pflanze, bei diesem Baum, bei dieser Wasseroberfläche ruhen zu lassen.

Lassen Sie die Wahrnehmung sozusagen »zu sich kommen«.

Beginnen Sie, kleine (und größere) »Wows« zu sagen, die Ihre Wahrnehmung begleiten. Lassen Sie jedes staunende »Wow« sich nach außen richten und gleichzeitig auf Sie selbst zurückwirken. Staunen Sie über das Leben.

Lassen Sie die Wahrnehmung in Ihr Herz sinken, bevor Sie die Übung beenden.

Aber vielleicht möchten Sie diese Übung ja nie mehr beenden. Dann nehmen Sie sie mit in Ihren Alltag, in die Betrachtung von Dingen, von Menschen, von Strukturen. Und spüren Sie allmählich, dass Sie selbst Teil dieses »Wow« sind und Anteil haben am Mysterium.

Und betrachten Sie die Ereignisse in der Welt von dieser Basis aus, zu der Sie auch immer wieder zurückkehren können.

Und wenn die Freude womöglich überfließt, dann sind Sie auf besondere Art und Weise eingeladen, sich dem Leben und der Freude zu öffnen.

Übung: Hüpfen

Wissen Sie noch, wie das geht? Bewegen Sie sich in kleinen oder größeren Hüpfern durch den Raum und geben Sie Ihrer Lebensfreude Ausdruck. Frohlocken und jauchzen Sie. Feiern Sie die Unbeschwertheit zumindest für einige kleine Augenblicke.

Und dazu gibt es nichts weiter zu sagen ...

5 Übungen für das Fortschreiten

Wenn Sie sich mit den ersten Übungen des *Zapchen* wohlfühlen und damit über längere Zeit gute Erfahrungen gemacht haben, sind die Übungen des Fortschreitens, die Sie hier finden, ein erster Hinweis auf die nächsten Möglichkeiten, *Zapchen* zu erweitern. Sie geben einen kleinen Ausblick auf die vielfältigen Wege der ersten Erweiterung und Vertiefung der Praxis. Die meisten dieser Übungen sind leichter und besser zu erlernen, wenn Sie einen autorisierten Lehrer finden, den Sie direkt während des Übens nach den Feinheiten fragen können. Sie haben dann auch ein Gegenüber, das die Übung und ihre Wirkung verkörpert – das gibt Ihrem eigenen KörperSein Unterstützung und Richtung.

Falls Sie für sich allein üben, erlauben Sie sich immer wieder, es sich für das Üben, für das Praktizieren bequem zu machen. Wahrscheinlich werden Sie immer und immer wieder bemerken, wie die Bereitschaft, sich anzustrengen, sich subtil durchsetzt und wie die Idee, dass nur durch gezielte Anstrengung etwas erreicht werden könnte, die Art des Übens formt. Gähnen und seufzen Sie, schütteln Sie sich, setzen Sie die Last der Welt ab, bevor Sie sich in neue Abenteuer wagen. Öffnen Sie sich dafür, »es gut zu haben«. Machen Sie die Freude am Üben zur Basis Ihrer Praxis. Und wenn die Freude sich versteckt, rufen Sie sie mit kleinen Basisübungen hervor.

Für alle diese Übungen des Fortschreitens gilt, dass Sie nur allein oder in angeleiteten Gruppen praktiziert werden können und sollen. Ohne direkte Autorisierung können und sollen sie nicht unterrichtet und weitergegeben werden.

Mit der ersten der Übungen kann man für sich selbst einen Praxisweg der beständigen Vertiefung und Verfeinerung öffnen. Beim wiederkehrenden Üben über einen langen Zeitraum werden immer neue Facetten deutlich und spürbar. Auch für die weiteren Übungen gilt, dass sie eher Wegbegleitung als einmalige Anleitungen sind. Selbst nach jahrelangem Üben können sich neue Aspekte in der Wahrnehmung und Bewusstheit öffnen und allmählich integrierbar werden.

Dabei kann es hilfreich sein, sich vorzustellen, dass mit jedem Üben und jeder Wahrnehmungserweiterung sozusagen Samen gelegt werden, die sich auf dem weiteren Weg allmählich öffnen und erblühen. Nichts muss festgehalten, gehortet oder verteidigt werden.

Übung: Alignment

Für das Wort Alignment gibt es keine wirklich geeignete deutsche Übersetzung.

Sitzen Sie so, dass die Wirbelsäule aufrecht sein kann und Sie für längere Zeit festen Bodenkontakt haben, ohne dass ihr Körper sich anstrengen muss (auf dem Boden im Schneidersitz, auf einem Stuhl mit Bodenkontakt der Füße).

Beginnen Sie, sich von einer Seite zur anderen zu schaukeln. Dabei bleibt der Unterkörper stabil, die Bewegung beginnt in Hüfthöhe. Ihre Wirbelsäule können Sie in der Vorstellung nach oben verlängern. Die Wirbelsäule bewegt sich wie ein Pendel von einer Seite zur anderen. Finden Sie zunächst die Bewegung und werden Sie vertraut damit. Dann lassen Sie allmählich Ihre Aufmerksamkeit und Ihre Bewusstheit gewissermaßen »in die Bewegung sinken« oder »mit der Bewegung verschmelzen«. Spüren Sie die Bewegung Ihres Körpers von innen, »werden Sie zu Bewegung«. Genießen Sie.

Lassen Sie die Bewegung ganz allmählich kleiner und feiner werden, bis Ihr Körper zur Ruhe findet und sich von ganz allein so ausrichtet, wie es im Moment am stimmigsten ist. Verweilen Sie in dem inneren Raum, der sich dabei öffnet.

Dann beginnen Sie, sich leicht vor und zurück zu schaukeln. Wie vorher werden Sie zunächst mit der Bewegung vertraut und »verschmelzen« Sie dann allmählich Bewusstheit und Bewegung. Lassen Sie auch diese Bewegung kleiner und feiner werden und laden den Körper wieder zur Ausrichtung ein. Verweilen Sie.

Beginnen Sie mit einer kleinen Bewegung des Kopfes nach vorn und hinten. Auch hier finden Sie zunächst die Bewegung, dann lassen Sie die Bewusstheit in die Bewegung sinken, lassen Sie die Bewegung kleiner werden und erlauben Sie Kopf und Rumpf, sich so zueinander auszurichten, wie es gerade am stimmigsten ist.

Machen Sie das auch mit einer Drehbewegung des Kopfes zur einen und zur anderen Seite.

Und schließlich, indem Sie den Kopf leicht nach rechts und links neigen.

Jedes Mal finden Sie zunächst die Bewegung, lassen Sie »sich« mit der Bewegung verschmelzen, kommen Sie allmählich zur Ruhe.

Wenn alle Bewegung zur Ruhe gekommen ist, verweilen Sie in dem Raum der Wahrnehmung.

Dann nickern Sie.

Die Übung lädt den Körper ein, fließend und offen zu werden. Ganz allmählich können Gelenke sich öffnen, ein größerer innerer Raum entsteht, der den Körper von der Fragmentierung mehr und mehr in die Ganzheit führt. Dies ist ein immerwährender Prozess mit vielen Facetten, die ganz allmählich im Üben und Fortschreiten der Wahrnehmung zugänglich werden. Hier ist die Einladung, sich immer und immer wieder zu öffnen für die Möglichkeit neuer, ungewohnter Erfahrungen und neuer und ungewohnter Wahrnehmungen. Und gleichzeitig bleibt es wichtig, keinen Druck auf die Erfahrung auszuüben, nicht nach etwas Bestimmtem zu suchen, nicht nach besonderen Erfahrungen Ausschau zu halten, sondern sehr schlicht und präsent bei dem zu bleiben, was sich von allein zeigt. Gefühle der Anstrengung und des inneren Drucks sind eher ein Anzeichen dafür, dass eine Pause und ein Nickerchen, Gähnen und Seufzen hilfreich wären.

Für die nächsten Übungen wird jeweils dazu eingeladen, zu Beginn in das im Moment mögliche »Alignment« zu kommen. Je öfter Sie geübt haben, »ins Alignment zu kommen«, desto schneller und einfacher kann Ihnen das gelingen, bis schließlich eine kleine Erinnerung des Körpers genügt.

Übung: Energiesäule um Wirbelsäule

Sitzen Sie im Alignment. Sammeln Sie Ihre Aufmerksamkeit bei Ihrer Wirbelsäule. Nehmen Sie die Wirbelsäule wahr, oder wenn Ihnen das schwer fällt, stellen Sie sich Ihre Wirbelsäule vor.

Lassen Sie um die Wirbelsäule in der Vorstellung einen Raum in der Form einer Säule entstehen, die nach oben und unten offen sein kann.

Beim Einatmen atmen Sie in diese Säule und füllen Sie die vorgestellte Säule, den Raum um Ihre Wirbelsäule, mit Energie. Vielleicht nehmen Sie Energie als Bewegung wahr, als Farbe, als Klang. Lassen Sie dies ohne Anstrengung auftauchen.

Lassen Sie mehr und mehr Ihre Wirbelsäule von dem Sie umgebenden Raum gehalten sein. Erlauben Sie der Wirbelsäule, sich auf die umgebende Energie zu verlassen.

Wenn es Ihnen Freude macht, erlauben Sie der Grenze des Säulenraums zu pulsieren.

Wenn Sie diese Wahrnehmung stabilisiert haben, schauen Sie sich mit weichen Augen um.

Dann machen Sie ein Nickerchen.

Mehr und mehr kann dieser »Wirbelsäulenenergieraum« eine haltgebende Struktur sowohl im festen Körper als auch im Energiekörper werden – eine Zuflucht, wenn Stabilität gesucht wird, die nicht über Festhalten und Festmachen entstehen soll. Auch dies ist eine Erfahrungsebene, die sich allmählich erschließt, die kein Vorhaben sein kann, sondern lediglich eine vage Beschreibung für etwas, das sich dann erst durch Erfahrung konkretisiert.

Übung: Zentralkanal streicheln

Kommen Sie im Sitzen ins Alignment. Spüren Sie Ihre Wirbelsäule.

Dann werden Sie sich der Linie bewusst, die von der Genitalbasis (vor allem Uterus und Prostata) vor der Wirbelsäue entlang führt und bis durch den Scheitel geht.

Beginnen Sie mit dem Eierlege-Atem. Etwa auf halber Strecke des Einatmens beginnen Sie, den Atem schlürfend nach oben zu ziehen. Lassen Sie dabei diesen Kanal, den Zentralkanal, sich allmählich öffnen bis etwa zum Umfang eines Daumens.

Atmen Sie immer wieder von unten ein, ziehen Sie die Energie im Zentralkanal nach oben. Wenn Sie bis zur Schädeldecke kommen, ziehen Sie den Atem und damit die Energie durch die Schädeldecke nach oben außen. Wenn Sie mögen, lassen Sie die Energie wie einen Springbrunnen herabregnen.

Machen Sie das einige wenige Male und ruhen sich dann aus.

Das allmähliche Öffnen des Zentralkanals – ein Prozess, der Behutsamkeit und Geduld braucht – führt in Bewusstseinsräume der verfeinerten und durch Klarheit bestimmten Wahrnehmung. Nach und nach wird zugänglich, dass der eigene »Zustand« die Wahrnehmung der Welt bestimmt und dass die Art der Information, die wir aufnehmen, nur von der eigenen Offenheit und Präsenz begrenzt wird.

Übung: Herz-Vasen-Atmung

Sitzen Sie in Alignment. Werden Sie sich des Atemflusses bewusst.

Beim Einatmen atmen Sie durch die Schädeldecke und lenken den Atem (und damit die Energie) an der Vorderseite des Herzraumes entlang und lassen Sie den Atem sich bis unter den Herzraum ausdehnen, sodass der Herzraum durch die Energie gehalten wird. Beim Ausatmen lassen Sie los.

Bei den weiteren Atemzügen atmen Sie durch die Basis des Körpers ein und ziehen den Atem (und damit wieder die Energie) an der Rückseite des Herzraumes nach oben und lassen Sie die Energie sich über den Herzraum ausdehnen. Beim Ausatmen lassen Sie los.

Bei den nächsten Atemzügen atmen Sie gleichzeitig durch die Basis des Körpers und durch die Schädeldecke ein. Ziehen Sie den Atem und die Energie gleichzeitig von oben nach unten unter den Herzraum und von unten nach oben über den Herzraum, sodass um den Herzraum eine haltende energetische Struktur entsteht.

Warten Sie, bis das Ausatmen von allein entsteht, und lassen Sie beim Ausatmen los.

Machen Sie das nur wenige Male und nickern Sie dann.

Durch diese Übung kann das Herz bzw. der Herzraum ein Gehaltensein im Sein erleben, das vielen Gefühlen und verkörperten Wahrnehmungen von Verlorenheit, Verlassenheit oder Herzbruch auf der Gewebeebene Heilungsimpulse gibt, die über das Vorstellbare hinausgehen. Seien Sie behutsam beim Üben, machen Sie immer nur einige wenige dieser speziellen Atmungen, lassen Sie sich Zeit, die Wirkung zu spüren, und ruhen Sie sich aus. Lassen Sie Ihrem Gewebe viel Zeit, die neue Erfahrung zu integrieren. Tätscheln Sie zwischendurch den Herzraum und lassen Sie Ihr Herz immer wieder in sein Gewebekissen sinken.

Und dann sind Sie eingeladen zu einer Übung, die verschiedene Wahrnehmungsräume, die durch das Üben bisher berührt wurden, integriert und zusammenführt. Diese Übung würde auf Deutsch »Stapeln« heißen – da sie im *Zapchen*-Kontext »Stacking« genannt wird, bleibe ich hier dabei.

Übung: Stacking

Sitzen Sie aufrecht, kommen Sie ins Alignment. Sie können auch stehen oder liegen, aber zunächst ist wahrscheinlich Sitzen das Einfachste. Auf jeden Fall aber: Machen Sie es sich bequem, so bequem wie möglich.

Nehmen Sie Ihren Atem wahr und machen Sie den Atemfluss zu Ihrem Anker.

Nehmen Sie sich selbst als Körper wahr, werden Sie sich mehr und mehr Ihres Körpers bewusst. Nehmen Sie wahr, wodurch Ihre Aufmerksamkeit im Moment geformt wird. (Sind Sie mehr als Kopf präsent und aufmerksam? Als Kopf, Brust und Arme? Als ganzer Körper?) Lassen Sie Ihre Aufmerksamkeit sich ausdehnen und verschmelzen Sie ihre Wahrnehmung allmählich mit sich als Körper.

Lassen Sie sich Zeit, sich daran zu gewöhnen, dass Sie sich nicht nur des Körpers bewusst sind, sondern auch in Form Ihres Körpers als Bewusstheit präsent sind.

Vielleicht möchten Sie zwischendurch kleine Nickerchen machen.

Wechseln Sie in Ihrer Wahrnehmung zu der Ebene von Energie. Nehmen Sie die Energieströme im Körper wahr, nehmen Sie Ihren Energiekörper wahr und nehmen Sie die Energien wahr, die von Ihnen ausströmen.

Dann lassen Sie Ihre Aufmerksamkeit, Ihre Bewusstheit in die Energie gehen und sich durch die Energie hindurch ausbreiten. Seien Sie als Energie präsent und bewusst.

Lassen Sie sowohl die Wahrnehmung von sich als Körper, als auch die Wahrnehmung von sich als Energie bestehen. Wechseln Sie mit dem Fokus Ihrer Wahrnehmung zwischen den beiden Ebenen hin und her. Und indem Sie sich entspannen, lassen Sie Ihren Körper als Gewahrsein und Ihren Energiekörper als Gewahrsein miteinander verschmelzen.

Dann nehmen Sie sich selbst als Bewusstheit wahr, lassen Sie Ihre Bewusstheit sich ins Gewahrsein entspannen, sodass Körper, Energie und Bewusstheit als Gewahrsein eins werden.

Nehmen Sie wahr, wie diese verschiedenen Ebenen ineinander enthalten sind und sich gegenseitig durchdringen.

Nickern Sie.

Weder die Wirkung noch die Bedeutung dieser Übung lässt sich durch Erklärung hinreichend erfassen. Es geht um Wahrnehmungsräume, die sich nondualer Wahrnehmung nähern und schon per se unserer Sprache mit ihrer dualistischen Struktur entziehen. Also bleiben Sie sich dessen bewusst, dass Sie Ihre Erfahrung zwar mit anderen teilen können, aber dass Sprache (wie so oft) nur auf die Erfahrung zeigen kann, höchstens Annäherung erlaubt, aber nicht wirklich erfassen kann.

Hier wird die Möglichkeit berührt, sich als Bewusstheit der Bewusstheit bewusst zu sein – sprachlich ein Monstrum, in der Erfahrung aber ein Zugang zu einem klaren Geisteszustand, der sich ganz allmählich erschließt.

Dass die sprachlichen Möglichkeiten und der Erfahrungsraum nur schwer in Übereinstimmung zu bringen sind, gilt auch für die nächste Übung, auch wenn die Erfahrungsebene sich von der Übung vorher unterscheidet.

Übung: Offenheit

Im Sitzen oder Liegen summen Sie zunächst in Ihren Körper und werden sich vor allem des Raums in Ihnen bewusst.

Berühren Sie zunächst mit dem Summen und dann mehr und mehr mit Ihrer Aufmerksamkeit den Raum des Körperinneren, dann den Raum zwischen den Strukturen im Körperinneren, allmählich den Raum in den Zellen, den Raum zwischen den Atomen, den Raum in den Atomen.

Tun Sie das sehr langsam. (Und falls Sie sich unbehaglich fühlen, machen Sie eine Pause oder hören Sie – vorübergehend – auf.)

Dann werden Sie sich des Raums um Sie herum bewusst. Vielleicht macht es Freude, die inneren und äußeren Räume ineinander übergehen zu lassen. Lassen Sie die Offenheit zu.

Nickern Sie lange.

Nach dem Nickerchen ist es empfehlenswert, den Körper abzutätscheln, um den Körper wieder an seine Form im Raum zu erinnern, und womöglich auf die eine oder andere Übung für sicheren Kontakt zum Boden zuzugreifen. Aber vielleicht möchten Sie auch in der Offenheit verweilen, die Formlosigkeit genießen und die Präsenz in der Offenheit bewusst wahrnehmen.

Hier könnte ein Hinweis darauf aufscheinen, wie relativ unsere Wahrnehmungsräume sind, wie abhängig von der eigenen »Verortung« bzw. der Auflösung in die Offenheit hinein. Experimentieren Sie, machen Sie Ihre eigenen Erfahrungen.

Und nun zu einer der Übungen, die lebenslange Begleiter sein können – immer und immer wieder neu und vertiefend, immer und immer wieder neu verwirrend und dann klärend. Julie Henderson hat uns, ihre langjährigen Schüler, in diese Übung eingeführt, die auf eine Unterweisung durch einen ihrer (und auch meinen) tibetisch-buddhistischen Lehrer, S. H. Gyalwang Drukpa, den Linienhalter der Drukpa-Linie zurückgeht (siehe www.drukpa.org).

Übung: Die drei Unmöglichen

Im Ursprung lautet die Übungsanleitung: »Let go of everything; do nothing; let things be as they are.« (Lasse alles los; tue nichts; lass die Dinge, wie sie sind.)

Und in der Form, die Julie Henderson lehrt: »As body, energy and mind,[I] am not waiting, am not bracing, am not in effort.« (Als Körper, Energie und Geist (bin ich) nicht wartend, nicht versteift, nicht angestrengt.)

Bemerken Sie Ihr Warten (darauf, dass die Dinge sich ändern) und lösen Sie es auf, indem Sie kleine Übungen machen.

Bemerken Sie Ihr Sichversteifen (gegen etwas oder um etwas festzuhalten) und lösen Sie es auf.

Und bemerken Sie Ihre Anstrengung (loszulassen, nicht festzuhalten oder etwas zu erreichen) und lösen Sie sie auf.

Erzählen Sie sich mit »funny talking«, dem komischen Sprechen, wie unmöglich das alles ist.

Lassen Sie diese Übung Ihre immerwährende Begleitung sein.

Vergessen Sie die Nickerchen nicht.

6 Was ist *Zapchen*?

6.1 Die Wurzeln

Hier noch einmal als Zusammenfassung: *Zapchen* oder *Zapchen somatics* ist eine Übungsweise, die von Dr. Julie Henderson entwickelt wurde. Sie lebt in Napa, Kalifornien, und unterrichtet seit vielen Jahren auf mehreren Kontinenten in Fortbildungen und Retreats.

Wie schon in der Einführung zu diesem Buch zitiert sagt Julie Henderson: »Eine ›neue‹ Arbeitsweise einzuführen, ist oft schwierig. Wenn sie neu ist, gibt es Dinge, die schwer zu benennen, schwer zu beschreiben, schwer zu erkennen sind. Und natürlich ist keine Arbeitsweise völlig neu – wenn es so wäre, wäre sie nicht erkennbar –, sondern sie entsteht unter dem Einfluss und aus der Erweiterung von früherer Arbeit und Tradition, oft in einem neuen Zusammenhang. In diesem Fall hat seit zwanzig Jahren eine Hochzeit zwischen den relativ neuen Disziplinen »Somatics« und Psychosomatik mit den seit Langem bestehenden Traditionen des tibetanischen Vajrayana-Buddhismus stattgefunden. Ihr Kind ist *Zapchen*. Wie jedes Kind spiegelt es das Wesentliche beider Elternteile, ist aber auch frei und hat seinen eigenen Charakter« (Henderson 2012, S. 18).

Zapchen hat noch mehr und sehr verschiedene Wurzeln – zum einen auf der westlichen Seite die sogenannten »Somatics«, die Psychosomatik und darüber hinaus die Hypnotherapie, die Beziehungsarbeit in der Tradition der humanistischen Psychologie, QiGong, Yoga und Theaterarbeit sowie neue Ergebnisse der Neurowissenschaften und auf der östlichen Seite den tibetischen Buddhismus, vor allem mit dem Vajrayana- und dem Dzogchen-Weg.

Es folgen einige Erläuterungen zu »Somatics« und zu den Wegen im tibetischen Buddhismus, den wesentlichsten Wurzeln von *Zapchen*.

Zunächst zu »Somatics«: Julie Henderson sagt: »In den letzten Jahren tat sich ein Gebiet auf, in dem das Studium des Menschseins Beziehung und Physiologie, Berührung und Neurochemie, Prozess und funktionelle Anatomie beinhaltet. Dieses neue Studiengebiet wird allgemein ›Somatics‹ genannt. Es erforscht so direkt wie möglich das Mysterium, Körper zu sein, der bewusst ist, und Bewusstheit, die Körper ist. Die praktische Bedeutung dieser seltsamen Verbindung wird sowohl subjektiv als auch objektiv erforscht, wobei wir unsere Tendenz, den einen oder anderen Aspekt des Mysteriums außer Acht zu lassen, im Auge behalten« (Julie Henderson 2012, S. 18–19).

Und aus dieser Sicht entstehen Methoden der Körperarbeit, die besondere Merkmale und Haltungen zeigen: »Als ›Somatics‹ werden in den USA direkte Körpertherapiemethoden bezeichnet, die den Körper als intelligent und unmittelbar antwortend verstehen und von einer Körper-Geist-Einheit sprechen (bekannte Methoden sind z. B. Osteopathie, Kraniosakral-Therapie, Orthobionomie) ... Methoden der ›Somatics‹ zeigen, auf welche Weise der Körper so berührt werden kann, dass sein Gewebe diese Berührung unmittelbar als freundlich erkennen und beantworten kann« (Ladik 2012).

Die tibetischen Wurzeln – der Weg des Vajrayana und Dzogchen – sind in ihrer Bedeutung und Essenz für unseren westlich geprägten Geist schwerer zu erfassen. An dieser Stelle werden sie zunächst benannt als eine Möglichkeit, uns als Körper-Geist-Einheit, als Körper-Sein, zu einer Entwicklung in feinere Ebenen der Wahrnehmung zu führen und uns zu erlauben, allmählich ins Sein, in die »Natur des Geistes« zu entspannen.

Vajrayana und Dzogchen

Vajrayana ist eine Strömung des Buddhismus, die etwa im 4. Jh. entstanden ist und die vor allem den Buddhismus in Tibet stark geprägt hat. Die Praxis des Vajrayana braucht die Erklärung und die sogenannte »Einweihung« durch einen Lehrer. Der Schüler ist zu einer Praxis eingeladen, die ihn in verschiedenen, aufeinander aufbauenden und sich gegenseitig durchdringenden Ebenen bis zur Erleuchtung führen soll. Dabei sind Gebete, Visualisierungen und Energieübungen in den Weg integriert. Im Vajrayana gibt es ein tiefes, reiches Wissen über den Umgang mit den Energien, die unseren Emotionen zugrunde liegen, und über deren mögliche Umwandlung. Nichts wird zurückgewiesen. In Weisheit und Mitgefühl lässt sich alles, was erscheint, für den Weg nutzbar machen und integrieren. Die Sicht auf uns als Ganzheit in unserer Lebensbewegung ist profund und tragend.

Dzogchen lässt sich in seinem Ursprung den tibetischen Schulen des Buddhismus zuordnen, er übersteigt aber durch seine Unmittelbarkeit den religiösen Kontext. Es ist keine Lehre über einen graduellen Weg, sondern die direkte Einführung in die »Natur des Geistes«. »Dzogchen ist die spirituelle Essenz aller buddhistischen Lehren. Es ist der Weg der Selbstbefreiung, der jeden sein wahres Wesen jenseits

> der Dualität erkennen lässt. Die wahre Natur des Menschen ist klar, leuchtend und bewusst, ungetrübt von Gedanken und Emotionen« (Namkai et al. 2012). Dzogchen ist ein immerwährender Hinweis, wie wir uns in das Sein, in die »Natur des Geistes«, entspannen können.

Julie Henderson hat in meinen Augen die besondere Begabung, die Essenz dieser Lehren zu erfassen. Sie hat all das, was uns in seiner tibetisch-buddhistischen Form oft so fremd und unzugänglich vorkommt, übersetzt in etwas, das einen schlichten und fast beiläufigen Zugang zu den tiefen Weisheitslehren eröffnet, ohne dass sie an der Oberfläche sichtbar wären.

Das Verständnis des Körpers als Bewusstheit hat weitreichende Auswirkungen auf den Umgang mit sich selbst und auf die Weise des Übens. Unser Körper ist nicht mehr der »Sack voller Organe, die irgendwie miteinander funktionieren sollen, sodass keine Probleme entstehen«, wir sind in unserer Aufmerksamkeit kein womöglich »fehlerbehaftetes Wesen«, das repariert und zum Funktionieren gebracht werden soll. Wir sind verkörperte Bewusstheit und Intelligenz, die im Weg des Lebens viele Gewohnheiten und Haltungen entwickelt hat, die in ihrer Festigung allmählich vielleicht zu einer Einengung geführt haben, aber in der Grundlegung weiter in ihrer Intelligenz und lebendigen Bewegung gesehen werden können: als Antwort, als Wegfindung, als Lebensbewältigung – und eben nicht als Fehler, als Makel oder Mangel.

Wie radikal diese Sicht ist, zeigt sich erst im Üben und in den Schwierigkeiten, die dabei vielleicht auftauchen. Wie eingefleischt Selbstkritik und aus Kritik entstehende Selbstveränderungswünsche sind, ist erst ermessbar, wenn man selbst diese Erfahrung macht. Wie subtil und durchdringend die kritische, antreibende, sich selbst angreifende Seite in uns sein kann, lässt sich im Laufe der Zeit erahnen und wahrnehmen. Eine Übungsweise, die diese Sicht auf sich selbst immer und immer wieder durchbricht, die unablässig dazu einlädt, auch diese Haltungen und Gewohnheiten in Entspannung und Wohlgefühl zu »baden«, ist schon damit eine Einladung zur Veränderung grundlegender Strukturen. Julie Henderson nennt die Haltung, die dafür nötig ist, »sneaky« sein. Die Lücken in der Strenge des Geistes finden, den Körper zu Wohlgefühl einladen in unerwarteten Momenten, mitten in Schwierigkeiten, freundlich zu sich sein, selbst wenn etwas nicht gelingt, führt ganz allmählich aus der Strenge heraus.

(Und gerade die Nickerchen laden auch den beobachtenden Teil in uns, der manchmal so kühl und klug daherkommt, ein, sich zu entspannen und am Wohlgefühl teilzuhaben.)

Wenn wir den Körper als etwas sehen, das intelligent ist und bewusst auf die Art der Hinwendung und Berührung antwortet, etwas, das auf die Intention antwortet, die die Hinwendung färbt, ändert sich unser eigener innerer Bezug zu uns als Körper. Wir können im Üben beginnen, uns mehr und mehr als die »Ganzheit« wahrzunehmen, die wir sind. Mit der Zeit wird eine Präsenz und Bewusstheit zugänglich, die uns nicht in Geist und Körper aufspaltet, sondern die die allmähliche Verschmelzung und die Wahrnehmung eines ganzheitlicheren KörperSeins erlaubt.

Dabei ist die Hinwendung zum Wohlgefühl, zu »Well-Being«, zum Grund unseres Seins, zugleich Wegbeschreibung wie auch Praxis in sich selbst.

6.2 Das Üben

Zapchen ist eine Praxislinie – das heißt, dass wir üben, ohne uns nach dem »um zu« auszurichten. Wir üben nicht, um etwas zu erreichen, wir üben und beobachten die Wahrnehmungen und Wirkungen und unsere Entdeckungen. Das weitere Üben speist sich aus dem, was wir entdecken und wahrnehmen. Daraus entstehen Fragen, weitere Übungsanleitungen, Beobachtungen, neues Interesse. Wir sind eingeladen, immer wieder neue Facetten, neue Aspekte, neue Wahrnehmungsebenen zu erschließen und ins Üben zu integrieren. Die Haltung des »Nichtwissens« ist Basis und Zentrum des Vorgehens. Allmählich freunden wir uns damit an, nicht an Konzepten entlang zu üben und zu leben, nicht vorher zu wissen, was uns bei einer Übung erwarten wird, oder was wir erwarten sollen. Unglaublicherweise verlieren »falsch« und »richtig« ihre Bedeutung, und die Frage ist lediglich, ob es mir beim Üben gelingt, mich an meinem momentanen Wohlgefühl zu orientieren.

Die Basisübungen des *Zapchen* (von denen Sie viele in diesem Buch finden) sind zunächst eine Einladung, zur Selbstregulation des KörperSeins zurückzufinden, Flüssigkeiten im Körper zu bewegen, zu Pulsation und Flexibilität einzuladen. Sicherheit, Geborgenheit und Freude können neu erlebt werden.

Weiterführende Übungen haben viele unterschiedliche Facetten. Es empfiehlt sich, sie in Gruppen unter autorisierter Anleitung zu üben. Dabei bleiben die Basisübungen die beständige Grundlage. Das Fortschreiten baut sich ganz allmählich auf dieser Grundlage auf, zu der man aber auch immer wieder zurückkehrt.

Wir können direkt mit Organen, mit Körperschichten und mit Körpersystemen »arbeiten«. Körpereigene Systeme werden in ihrer Funktionsweise und Regulation beeinflusst, z. B. das Nervensystem, das Herz-Kreislauf-System, die Stressachse, der Vagus, die Diaphragmen (dazu siehe z. B. Weiß 2019) usw. All das geschieht in einer Atmosphäre von Verbundenheit, Wohlwünschen und hoher Achtsamkeit füreinander und für die auftauchenden Grenzen. Dabei können alte, in den Strukturen und im Gewebe des Körpers gespeicherte Erfahrungen frei werden und sich lösen.

Auf der Ebene von Energien im Körper kann allmählich eine Möglichkeit der Energielenkung entstehen. Der Energieraum kann verdichtet und verdünnt werden, die eigene Wahrnehmung energetischer Grenzen wird verfeinert und auf energetischer Ebene eine bewusste Begegnung möglich. Hier gibt es viele Übungen, die auch mit dem weiten Bereich von Tantra und Berührung in Verbindung stehen.

Der feinstoffliche Energielauf im Körper kann allmählich mehr wahrgenommen und beeinflusst werden.

Und mehr und mehr werden Präsenz, Offenheit und Bewusstheit zentral im Üben – unser Körper als Präsenz, als Offenheit, als Bewusstheit. Jede Übung kann darauf fokussiert werden. Und dies ist in Worten nur schwer zu beschreiben, die Bedeutung erschließt sich im Üben.

6.3 Verschiedene Ebenen von *Zapchen*

Man könnte sagen, dass es beim Üben von *Zapchen* zunächst eine Einladung gibt, als Körper anwesend zu sein, als Körper zu fühlen und wahrzunehmen, den Körper in seinen Strukturen zur Entspannung zu ermuntern und sich allmählich in das KörperSein hinein zu entspannen. Dies ist die Grundlage und Basis des weiteren Übens und wird sich in den ersten Jahren der Praxis allmählich festigen und stabilisieren.

Gleichzeitig damit entwickelt sich durch das Üben die Wahrnehmung und Präsenz als Körper, der bewusst ist, die Wahrnehmung des

Körpers als intelligent und intelligent antwortend. Die Körpersysteme öffnen sich der Wahrnehmung, das Gewebe öffnet sich mehr in die Präsenz hinein, Energieräume und Energiefluss werden mehr und mehr der Bewusstheit zugänglich. Zentralkanal und Energiekanäle werden für innere Berührung offen.

Allmählich wird es möglich, sich als Körper der Bewusstheit bewusst zu sein, als Körper als Offenheit, Präsenz und Bewusstheit »da« zu sein. Das KörperSein lässt sich mehr und mehr als Einheit von Form und Essenz erleben.

In diesem Sinn ist *Zapchen* eine somatische Meditationspraxis, die einen spirituellen Weg öffnen kann, der unkonventionell und scheinbar undiszipliniert erscheint.

Die zentrale Haltung in der »Praxis« beschreibt Julie Henderson folgendermaßen:

Das Herzstück von *Zapchen*

»Der radikale Kern von *Zapchen* ist die Bereitschaft, Wohlergehen (Well-Being) – und seine Begleitung, das Wohlwünschen – selbst in den schwierigsten und unangenehmsten Umständen zu unterstützen. Diese Umstände können unsere ›inneren‹ Zustände sein oder die ›äußere‹ Situation, der wir begegnen.

Die Basisübungen haben die Kraft – die innewohnende Kapazität –, uns in Richtung Wohlergehen (Well-Being) zu bewegen, ganz egal, was sonst vor sich geht, wenn wir wählen, sie zu tun. Moment für Moment, in jedem Moment, wählen wir.

Werde ich in diesem Moment Wohlergehen (Well-Being) und Wohlwünschen wählen? Obwohl ich nicht habe, was ich will? Obwohl jemand unfreundlich zu mir war? Obwohl ich nicht genug Geld habe? Obwohl ich meinen Job nicht mag?

Werde ich trotzdem jiggeln? Werde ich summen? Werde ich meine ärgerliche oder schwierige Situation mit »funny talking« beschreiben? Werde ich lachen oder Pferdeschnauben machen oder spielerisches Würgen?

Wenn ich wähle, eine der Basisübungen zu machen, unterstütze ich Wohl-Sein in diesem Moment. Und falls ich mich erinnere, dass es ein Teil davon ist, Wohl-Sein zu wählen, dass ich mir selbst Wohl-Sein und Glück wünsche und dieses Wohlwünschen zu anderen um mich herum ausdehne – sogar, wenn ich nicht mag, was sie tun! –, dann vertiefe ich Wohl-Sein (Well-Being). Wohlwünschen ist überraschend und unerwartet kraftvoll. Es vertieft Well-Being in jedem Fall« (Henderson 2012, unveröffentlicht).

6.4 Verschiedene Aspekte von *Zapchen*

Selbstfürsorge

Zapchen ist, vor allem in seinen Basisübungen, eine bewährte und sehr einfache Art und Weise der Selbstfürsorge. Dabei ist die Grundhaltung, zunächst sich selbst in einen Zustand größtmöglichen Wohlgefühls zu bringen, bevor wir uns anderem zuwenden. Vor allem in den sogenannten helfenden Berufen ist dieses Vorgehen ein Schutz gegen die Ermüdung an der Einfühlung in oft Leidvolles und Schwieriges. *Zapchen*-Übungen können in ihrer Schlichtheit leicht in den Alltag übernommen werden, und selbst kleinste Übungen können Anspannungs- und Stressmuster unterbrechen. Gähnen, Seufzen, Sichschütteln, Pferdeschnauben etc. kann in (fast) jeden Arbeitsalltag integriert werden. Diese kleinen Stressregulatoren helfen, dass im Laufe eines Arbeitstages das Stressniveau nicht zu hoch ansteigt und man immer wieder Entlastung findet. Und nach einem Arbeitstag können kleine Übungen uns unterstützen, zur Entspannung zu finden.

Heilsames

Aus vielfältiger Erfahrung wissen wir, dass viele Menschen durch das Üben von *Zapchen* eine positive Beeinflussung von Krankheitszuständen erleben. Dazu gehören chronische oder vorübergehende Schmerzzustände, Rheuma, Parkinson, Nachwirkungen einer Chemotherapie und vieles andere mehr. Dabei wird *Zapchen* nie mit dem Ziel einer geplanten Verbesserung geübt, das Heilsame erscheint sozusagen »nebenbei« und kann weder vorhergesagt und versprochen noch angesteuert werden.

Auch in der Begleitung von Menschen, die dem Sterben entgegengehen, gibt es viele Möglichkeiten zu Resonanz und Kontakt, die über einfach Beschreibbares hinausgehen und die lösend und hilfreich sein können.

Psychotherapeutische Implikationen

Zapchen ist keine psychotherapeutische Methode, hat aber weitreichende psychotherapeutische Implikationen, die allerdings nicht ganz einfach zu beschreiben sind.

Psychotherapeutisches Wirken und psychotherapeutische Theoriebildung bewegen sich in einem Paradigma, dessen Grenzen schon seit einiger Zeit durch die Ergebnisse neurowissenschaftlicher Forschung und den Einfluss von meditativ begründeter Einsicht in die menschliche Seinsweise verschoben werden. Unser Verständnis, was Menschsein bedeutet und wie wir als Körper-Geist-Einheit »funktionieren«, beginnt sich grundlegend zu verändern.

Zapchen mit seiner Sicht nimmt innerhalb dieses Paradigmenwechsels eine besondere Position ein. Herangehensweisen westlicher körperorientierter (und auch psychotherapeutischer) Verfahren werden mit Methoden der Geistesschulung des tibetischen Buddhismus integriert. Und es entsteht ein neues Verständnis dafür, wie man Veränderungsprozesse einleiten, initiieren und begleiten kann. Das radikal Neue an der Herangehensweise ist die konsequente Betrachtung von Körper und Geist als sich selbst bewusster Einheit, die intelligent und wahrnehmend der Welt begegnet. In dieser Betrachtungsweise sind die entstandenen Funktionsstrukturen in Körper und Geist, im KörperSein, immer fließend und zur Bewegung fähig. Selbst (scheinbar) erstarrte Strukturen werden in ihrer grundsätzlichen Beweglichkeit gesehen. Basis dafür ist die Wahrnehmung, dass unser grundlegender Zustand Klarheit, Lichtheit und Freude nicht nur umfasst, sondern aus sich selbst heraus ist. Das KörperSein reagiert auf die angebotene Information über das mögliche Wohlgefühl mit einer Bewegung auf diese Seinsweise hin. Das heißt, wir bieten dem Körper als Bewusstheit Wohlgefühl an und erlauben die Reaktion des KörperSeins darauf (ohne dabei steuernd einzugreifen).

Ich bin selbst als tiefenpsychologisch orientierte Psychotherapeutin, Körperpsychotherapeutin und Psychoonkologin seit mehr als dreißig Jahren niedergelassen und versuche hier einen Blick auf meine eigene Erfahrung. Meine Aussagen sind also subjektiv und durch Erfahrung geformt, allerdings durch den Austausch mit anderen psychotherapeutisch tätigen *Zapchen*-Lehrern und -Schülern erweitert.

Zunächst beziehe ich mich auf den psychotherapeutischen Einzelkontakt. Im Laufe der Zeit bin ich dazu gekommen, fast allen Menschen, die bei mir in therapeutischer Behandlung sind oder sich von mir in schwierigen Lebensphasen begleiten lassen, einige der selbstregulativen Übungen des *Zapchen* zu zeigen und ihnen einen Zugang dazu zu ermöglichen. Für Menschen, die kaum oder nur wenig Bezug zum eigenen Körper haben, können Übungen wie Seufzen,

Gähnen oder Armeschwingen, mit jeweiligem Nachspüren, einen ersten Zugang dazu eröffnen, dass sie sich selbst wahrnehmen und den eigenen Körper zumindest etwas spüren. Das Nachspüren kann unterstützen, allmählich mehr auf eigene Empfindungen zu achten. Im Sinne des *Zapchen* – erst das Wohlgefühl suchen und sich dann den erscheinenden Problemen widmen – lade ich dazu meist am Beginn einer Sitzung ein. Die ausgiebigen Nickerchen werden dabei oft durch ein kleines »Sitznickerchen« ersetzt und dann zu Hause nachgeholt. Auch wenn (wie das in fast allen therapeutischen Begleitungen der Fall ist) Fragen von Grenzen im Kontakt auftauchen, zeige ich die entsprechenden Möglichkeiten des *Zapchen* (Körper abtätscheln, Energieraum deutlicher machen, Grenzen ziehen). Dieser Weg ist für die meisten Menschen neu sowie unerwartet und ermöglicht viele Entdeckungen über die eigenen Gewohnheiten.

Im psychotherapeutischen Einzelkontakt führt dies leicht (und manchmal auch unerwartet schnell) dazu, dass das »Sprechen über« – das so stark geprägt ist von den Ideen und Konzepten, die das jeweilige Gegenüber über seine Schwierigkeiten und Probleme hat – zu einem Beobachten und zu neugieriger Selbstwahrnehmung wird. Dies hat weitreichende Auswirkungen auf die Gestaltung der psychotherapeutischen Beziehung, in der die Menschen, die für sich nach neuen Wegen suchen, einen leichteren Zugang zu Eigenverantwortung und Selbstregulation finden.

Auf der Seite des Psychotherapeuten, der Psychotherapeutin braucht das ein sicheres Gegründetsein in den Übungen, eine verkörperte Idee, was daran guttut, ein nicht wertendes Verständnis des Prozesses, der ausgelöst wird. Und die Bereitschaft, dem Gegenüber auf der basalsten Ebene, dem verkörperten Menschsein, mitfühlend zu begegnen.

Für die Begleitung therapeutischer Arbeit mit Menschen, die unter Traumafolgestörungen leiden, gibt es inzwischen vielfältige Erfahrungen im *Zapchen*-Feld. Hier seien die Artikel von Birgit Weiß (2009) und Annamaria Ladik (2012) erwähnt, in denen sie die Arbeit mit *Zapchen somatics* im Bereich der Traumafolgestörungen vorstellen. Sie schlagen ein langsames, vor allem auf Selbstwahrnehmung und Selbstregulation bezogenes Vorgehen vor, das eine besondere Ausrichtung hat. Bernhard Hammer fasst das folgendermaßen zusammen: »Traumapatienten haben eine tiefgreifende Irritation in Bezug auf ihre Grenzen erfahren. Sie spüren nicht mehr, was Ihnen guttut und was nicht. Oft erleben sie ihren Körper nicht mehr als etwas Positives.

Zapchen unterstützt sie dabei, sich an die vorhandenen ursprünglichen Regulationsmechanismen zu erinnern. *Zapchen* hilft ihnen, mit ihrem Körper in liebevollen Kontakt zu treten, ihn zu spüren und durch feine behutsame Berührung herauszufinden, welcher Kontakt ihnen guttut und welchen Abstand sie brauchen. Sie entdecken ihre Grenzen neu« (Hammer in Krumbholz 2016). Eine Studie aus der Universität Innsbruck zu diesem Vorgehen und seinen Auswirkungen ist bei Drucklegung dieses Buches noch in der Auswertung.

Nach meiner eigenen Erfahrung ist das Summen in den Körper für viele Menschen mit Traumahintergrund sehr hilfreich. Manche erleben, dass sie Flashbacks unterbrechen bzw. verhindern können, indem sie in den eigenen Körper summen und damit den Körper in die Präsenz des jetzigen Momentes holen und dem Nervensystem eine Möglichkeit der Orientierung im »Jetzt« geben.

In der psychoonkologischen Arbeit sind viele der *Zapchen*-Übungen hilfreich und unterstützend. Entlastung, Entspannung und ein positives Erleben des eigenen Körpers sind wertvoll in vielen Situationen, die das Krankheitsgeschehen und die medizinischen Behandlungen begleiten. Die Wiederherstellung von eigenen Grenzen und die Vergewisserung des eigenen Raumes sind Möglichkeiten, wie man mit einem besseren Selbstgefühl durch den Krankheits- und Behandlungsverlauf gehen kann. Vor allem auch, wenn den Menschen im Rahmen ihrer Erkrankung ein positives Gefühl in ihrem Körper verloren geht, können die kleinen schlichten Übungen allmählich wieder in ein angenehmeres Körpererleben zurückführen (s. auch die Broschüre »Da Sein« für Menschen, die an Krebs erkrankt sind oder waren: Hammer 2013).

Vor allem aber in der *Zapchen*-Arbeit in verbindlichen, längerdauernden Gruppen zeigen sich vielfältige Wirkungen des Übens auf basale psychische und verkörperte Strukturen der Teilnehmenden. Sowohl die Übungen als auch die Art des gemeinsamen Übens, die Gemeinschaft der Übenden (hier der »Haufen«, tibetisch: *tsokpa*) laden dazu ein, die vertrauensvolle Basis im eigenen Erleben allmählich zu verbreitern. Vertrauen in sich selbst, Vertrauen in andere Menschen, Vertrauen ins Sein. Früh in der Lebensgeschichte entstandene Beziehungsmuster werden deutlich und können sich in entspanntere Möglichkeiten hinein öffnen.

Was wir in den Körperpsychotherapien als basale Strukturen ansehen, die sich aus frühen Lebens- und vor allem Beziehungserfahrungen gebildet haben, wird im Üben von *Zapchen* allmählich deutlich und in der beständigen Hinwendung zum Wohlgefühl ganz allmählich einer Veränderung zugänglich. Diese Prozesse verlaufen anders als die gewohnte psychotherapeutische Hinwendung zum jeweils Problematischen mit der Absicht, dies zu lösen oder aufzulösen. Die Veränderung geschieht eher aus immer wiederkehrenden Erfahrungen, dass »mehr« Vertrauen, »mehr« Entspannung, »mehr« Wohlgefühl möglich ist und sich allmählich ins KörperSein integrieren lässt.

So ist z. B. unser Nervensystem auf eine bestimmte Art der Aktivität, auf ein bestimmtes Tempo und auf eine bestimmte Häufigkeit von Reizen eingestimmt und daran gewöhnt. Wenn wir langsamer werden, meldet das Innere zunächst nach kurzer Zeit, dass etwas »nicht stimmt«, wir werden unruhig, suchen nach neuen Reizen und werden aktiv. Es ist dann so, als würden wir die Entschleunigung nicht aushalten und sie unangenehm finden. (Im *Zapchen* wird die Gewöhnung an die Entschleunigung unter anderem durch Nickerchen erleichtert, die auch eine Einladung an das Nervensystem sind, sich an das »Herunterruhen« – »resting down« – zu gewöhnen.)

Julie Henderson fasst ein Gespräch mit ihrem Kollegen Tony Richardson so zusammen: »Wir einigten uns am Ende dieses Gespräches auf die Arbeitshypothese, dass Verzweiflung der Langzeiteffekt des Gefühls ist, sich *nie* wirklich sicher fallen lassen oder zur Ruhe kommen zu können, weil ein gefühlter Boden aus Sicherheit und Gehaltensein fehlt – und Liebe nicht präsent ist. Kein wahrer Mutterschoß und keine starken Vaterarme in der ganzen Welt. Wenn sich diese Erfahrung, während wir aufwachsen, in unserem Nervensystem festsetzt, kann sich das Gefühl entwickeln, sich fallen zu lassen – sogar schon der Impuls, sich fallen zu lassen – sei der Auslöser für das Empfinden von Gefahr. Am Ende haben wir ein Nervensystem, das sich nicht ausruhen *will*, weil der Ruhezustand als gefährlich empfunden wird. [...] Die Übungen, die eine Ruhetoleranz entwickeln, und eine Basis für Wohlbefinden als normaler Zustand schaffen, helfen dem Nervensystem, sich neu zu strukturieren und es zu wagen, zur Ruhe zu kommen« (Henderson 2006, S. 146-147).

Bei vielen psychischen und auch körperlichen Problemen und Schwierigkeiten findet sich diese Reaktionsweise im Hintergrund, die Julie Henderson spielerisch »früh angelegtes generalisiertes neuronales Hypervigilanz-Syndrom oder Richardsons Vigilanz« (ebd., S. 147) nennt, die immerfort vorhandene Übererregung unseres Nervensystems aufgrund schwieriger Erfahrungen oder fehlender Beruhigungsmöglichkeiten. Schwierigkeiten entstehen durch die mangelnde Fähigkeit, zur Ruhe zu kommen, und dann womöglich durch die daraus resultierenden Ersatzhandlungen – die Suche nach Ruhe und Befriedigung, die doch nicht das ursprüngliche Bedürfnis befriedigt.

Menschen, die über längere Zeit *Zapchen* üben, berichten weitestgehend übereinstimmend, dass sich persönliche Probleme und Schwierigkeiten für sie auf oft unerwartete Weise lösen. Dabei führt die Wahrnehmung und Verkörperung von Wohlgefühl allmählich dazu, dass das eigene Wohlgefühl sozusagen zum inneren »Maßstab« wird. Das kann bedeuten, dass sich in Konfliktsituationen die Gewichtung verschiebt, dass z. B. durch vergrößerte innere Stabilität andere Konfliktlösungen angestrebt werden. Es kann auch bedeuten, dass sich die innere Ausrichtung von einer abhängigen Bedürftigkeit zu einer stabileren Selbstfürsorge verändert. Oder dass sich durch die vergrößerte Ruhetoleranz und das begleitende Geborgenheitsgefühl viele kompensatorische Gewohnheiten und Abhängigkeiten auflösen.

Aber auch hier gilt: das Üben geschieht nicht zielgerichtet und lösungsorientiert, sondern wie eine meditative Praxis, in ständiger Wiederholung und dabei in immer neuer Hinwendung zu dem, was jetzt »ist« und was »jetzt« Wohlgefühl bedeutet.

Zapchen in der Arbeit mit Gruppen

Nach den vielen Rückmeldungen aus dem Kreis der *Zapchen*-Übenden würde ich inzwischen behaupten, dass jede Art von Gruppenarbeit von den Basis-*Zapchen*-Übungen profitieren kann. *Zapchen* vor Besprechungen oder Supervisionen zu üben entlastet die Atmosphäre. *Zapchen* in Kinder- oder Jugendlichengruppen zu üben schafft eine Vereinheitlichung und Beruhigung der Energien. *Zapchen* vor meditativer Praxis zu üben fördert Konzentration, das Zur-Ruhe-Kommen und vieles mehr.

7 Üben von *Zapchen:* Tägliche Praxis

Wenn Sie zu den Menschen gehören, die Freude an täglicher Praxis haben, ist es eine Möglichkeit, sich eine Übungsfolge zusammenzustellen, die Sie täglich (z. B. morgens oder abends) üben und mit der Sie dann nach und nach sehr vertraut werden. Diese Abfolge kann veränderlich bleiben und immer wieder Neues integrieren. (Vergessen Sie das kleine oder größere Nickerchen nicht, schon 5 Minuten haben einen Effekt.)

Wenn Disziplin und Wiederholung Ihnen nicht gefallen, beginnen Sie damit, jedes Gähnen, jedes Seufzen, jeden Impuls zum Strecken zu begrüßen und auszudehnen. Fügen Sie im jeweiligen Moment weitere kleine Übungen dazu. Und machen Sie möglichst zumindest ab und zu ein Nickerchen.

Und: Wenn Sie über längere Zeit die Übungen einfach vergessen haben und sie Ihnen wieder einfallen: Beginnen Sie einfach wieder mit Freude. Ihr Körper hat nicht vergessen – Sie werden es merken.

Wenn Sie gerne spielen, beginnen Sie z. B. damit, beim Autofahren jede rote Ampel als Hinweis für eine kleine Übung zu nehmen. Und summen Sie in der Warteschlange an der Supermarktkasse in den eigenen Körper, jiggeln Sie auf dem Bahnsteig, nehmen Sie jeden Aufzug, in dem sie alleine sind, als Übungsort für Grimassenschneiden, Sich-Ausschütteln, Pferdeschnauben und Prusten.

Oder nutzen Sie das Well-Being-Kartenset von Marlies Winkler (Winkler 2018) und stellen Sie sich »zufällig« immer wieder eine neue Übungsabfolge zusammen oder ziehen Sie ab und zu – zwischendurch – eine Karte und machen Sie eine der kleinen Übungen, einfach so, zum Vergnügen, für das Wohlgefühl.

Wenn Sie Kinder haben, machen Sie die kleinen Übungen mit ihnen zusammen und beobachten Sie interessiert, wie selbstverständlich Kinder das Üben annehmen. Zähneputzen im Hocken, Pferdeschnauben beim Tischabräumen, »funny talking«, wenn man sich über Kleinigkeiten ärgert …

Bleiben Sie freundlich mit sich selbst und finden Sie immer und immer wieder zum Wohlwünschen für sich selbst zurück. Und weil wir uns beim Üben auf diesem schmalen Grat bewegen, in dem wir uns zum Wohlgefühl einladen und uns womöglich (nebenbei) Druck machen und in Anstrengung verfallen, beherzigen Sie die Hinweise von Julie Henderson: »Wie man das Üben überlebt« (Henderson 2012, S. 24–25). Tun Sie nichts, was Sie nicht tun möchten. Wenn Sie sich entscheiden, etwas »trotzdem« zu tun, geben Sie zuerst Ihren Vorbehalten Ausdruck. Wenn Sie sich anspannen müssen, um eine Übung zu machen, lassen Sie es lieber bleiben. Wenn Sie weniger atmen, um eine Übung zu machen, hören Sie damit auf (mit der Übung, nicht mit dem Atmen). Und wenn Sie Metall im Mund schmecken, hören Sie auf, weil das ein Zeichen für Entgiftungsprozesse ist und ein Hinweis, dass Sie schon genug getan haben.

Vergessen Sie nicht: Es geht nur um Ihr Wohlgefühl.

Falls Sie sich für das Üben in Gruppen, in Seminaren, Trainings oder Retreats interessieren, finden Sie alle Angebote autorisierter Lehrerinnen und Lehrer unter www.Zapchen.de.

Wichtige Hinweise

Zapchen-Übungen einsetzen, *Zapchen*-Übungsgruppen anleiten, *Zapchen* lehren

Wenn Sie mit den Basisübungen des *Zapchen* in Kontakt kommen, sind Sie selbstverständlich frei, diese Übungen in Kontexte zu bringen, in denen Sie arbeiten. Es ist auf jeden Fall hilfreich, selbst genügend Erfahrungen mit den Übungen zu sammeln, bevor man sie anwendet. Es ist auch dringend empfehlenswert, genügend Prozesse anderer Menschen gesehen und erlebt zu haben, um einen Eindruck zu gewinnen, wie unterschiedlich die Reaktionen auf die Übungen sein können und wie unerwartet tiefgehend diese schlichten Übungen manchmal sind. Sie sind gebeten, die Quelle der Übungen zu benennen und möglichst auch, woher Sie sie kennen.

Um sich als Übungsgruppenleiter oder -Leiterin autorisieren zu lassen, braucht es ca. 5–6 Jahre kontinuierlicher Praxis in einer Gruppe unter Anleitung eines autorisierten Lehrers, Assistenzen in Gruppen, die von autorisierten Lehrern geleitet werden, und eine Phase der Supervision. Übungsgruppenleiter sind berechtigt, bestimmte Basisübungen anzuleiten und anzuwenden. *Zapchen*-Prozesse zu leiten ist etwas anderes als einzelne Übungen zu nutzen. Das Leiten der Prozesse braucht zum einen das Verständnis der neurophysiologischen Vorgänge, die durch die Übungen ausgelöst werden, der psychischen Begleitphänomene und es braucht ein tiefes Vertrauen in die Wirkung von Leichtigkeit und Schlichtheit. Es gibt einen eigenen Rhythmus des Übens, der intuitiv erspürt wird. Diese Intuition wird durch langjährige Praxis und Schulung geübt. Die eigene Verkörperung des Erfahrenen und Gelernten ist Basis des Unterrichtens.

Für die Autorisierung als Lehrerin oder Lehrer für *Zapchen* ist eine kontinuierliche Praxiszeit von etwa 12 Jahren vorausgesetzt, verbunden mit Erfahrungen im Leiten von Übungsgruppen und Assistenzen bei verschiedenen Lehrern.

Stimmen zu Zapchen

Einige der Frauen unserer langjährigen »alltagsbegleitenden Übungsgruppe« haben in kurzen Statements aufgeschrieben, was das Üben von *Zapchen* für sie bedeutet. »Ich bin jedes Mal wieder erstaunt darüber, welchen Unterschied es macht zu üben:

- Ich spüre mich augenblicklich anders in meinem Körper, nehme wahr, dass ich in ihm lebe und wie es »ihm“ geht, was er braucht.
- Stimmungen und Gefühle, die sonst vom »Alltagsgeschäft« verdeckt sind, zeigen sich ganz klar, und gleichzeitig werden die Dramen kleiner, Humor steigt auf, Lebensfreude und Gehaltensein. Das alles ruht im Nickerchen oder kommt endlich in Bewegung und ins Bewusstsein und kann sich in meinem Alltag entfalten.
- Es ist wie ein tiefes Zu-Hause-Ankommen.«
  Margot A.

»*Zapchen* war und ist für mich eine heilsame Entdeckungsreise – nach Hause in den Körper zu kommen und mehr als Körper im Leben zu Hause zu sein. Der Einladung zu folgen, wirklich nichts zu müssen und zu sollen, ermöglicht mir zu erleben, dass das, was sich gut anfühlt, auch gut ist und der Wegweiser zu mehr Wohlbefinden, Zufriedenheit, Glück, Vertrauen in mich und andere ist. Mein Vertrauen in die eigene Körperweisheit ist gestärkt und die Lebensfreude durch das beglückende Zusammenfließen und Zusammen-da-Sein von Körper und Seele.«
Beate E.

»Durch *Zapchen* kann ich es im Chaos wieder etwas leichter haben und heilen.

Zapchen bringt mich mit Spaß wieder auf den Boden – gerade, weil die Übungen teilweise so witzig für mich sind. In meiner Trauer gibt mir *Zapchen* Halt und einen roten Faden für Momente, in denen ich nicht weiterweiß. Über *Zapchen* habe ich Freude an Bewegung und an meinen Körper wiederentdeckt. *Zapchen* lässt mich die Verbindung mit mir und mit anderen wieder spüren.«
Christina S.

»Ich praktiziere *Zapchen* schon seit vielen Jahren. Es gibt im stressigen Alltag nichts, was mir so gut hilft, das Loslassen einzuüben. Die Wirkung der Übungen kann man so beschreiben: Ich sehe die Welt mit anderen Augen, fühle mich in meiner Mitte und habe mehr Mitgefühl für mich und andere. Deshalb beiße ich mich in Arbeitsvorhaben nicht fest, sondern erledige alles spielerischer.«
Susanne M.

»*Zapchen* ist für mich ganz ganz viel: ... einfache leichte und leicht zu lernende Körperübungen, die wohltun, das Wohlbefinden »inmitten von allem, was ist« fördern, vitalisieren, tief entspannen, auch dank der Nickerchen, die nach jeder Übungseinheit immer ihren Platz haben und das wirkliche Loslassen ermöglichen. Viele Übungen habe ich in meinen Alltag eingebaut, weil sie so leicht durchführbar sind und gut tun, wie das Schütteln, das Pferdeschnauben, das Summen, das »funny talking«, um nur ein paar zu nennen. Ich bin seit vielen Jahren in der Übungsgruppe für »fortgeschrittene Frauen«, lasse mich vertrauensvoll in die Gruppe und die Übungen »plumpsen« und freue mich, einfach da zu sein. Wir lachen viel miteinander und lachen auch manchmal unseren Stress weg. Die Abende sind wirklich erfrischend.«

Lydia S.

»*Zapchen* darf (und sollte) so geübt und angeleitet werden, dass wir in unsere allereigenste, immer in uns auf ihre Einladung wartende Grundheiterkeit eintauchen können – immer und immer mal wieder. Das heißt, *Zapchen* nimmt uns auf eine fast unbekannte Weise in Anspruch, spricht ein vernachlässigtes Terrain in uns an. Wie wir das beantworten, ist unserer Selbstverantwortung überlassen.«

Suse M.

»Die Last der Welt absetzen, den Herzensraum weiten, unbeschwertes Sein genießen. Mir Wohl-Sein wünschend summe ich durch meinen Körper und staune über das selige Glucksen in jeder Zelle. Nach dem Duschen mich sanft abklopfen, dehnen und strecken, Arme und Beine ausschütteln, hängen lassen, hocken, seufzen. Belebendes Morgenritual.«

Ulrike H.

»Durch *Zapchen* habe ich im Rahmen einer chronischen Erkrankung Schmerzmittel und andere Medikamente nach jahrzehntelanger Einnahme absetzen können. *Zapchen* ist inzwischen zu einer spirituellen Praxis geworden, die mich inmitten von dem, was ist, beheimatet, verwurzelt und mir Freiräume schenkt – trotz allem. Offenheit, Mitgefühl und Verbundenheit haben sich von Begriffen zu körperlich tief verankerten Erfahrungen entwickelt. Und das alles ohne Anstrengung und Mühe – spielerisch, lustvoll und wie geschenkt.«

Caroline C.

»*Zapchen somatics* ist für mich ein spiritueller Pfad der Heilung von Körper, Geist und Seele. Vertrauen in das Leben und das Größere kann so wachsen; Wohlsein und Frieden können sich ausbreiten.«

Anke T.

Verzeichnis der Übungen

Die allermeisten dieser Übungen wurden von Julie Henderson in Trainings und Retreats gelehrt. Alle Übungen, die direkt aus Julie Hendersons Buch *Embodying Well-Being*, dem *Summ-Buch* (Henderson 2012) oder ihrem Buch *Die Erweckung des Inneren Geliebten* (Henderson 2006) stammen, sind mit einem **Z** in Klammern (für *Zapchen*) gekennzeichnet.

Literatur

Arvay, C. G. (2016): Die Waldmedizin. *Psychologie Heute* 12: 65–68.

Barton, J. a. J. Pretty (2010): What is the best dose of nature and green exercise for improving mental health? A Multi Study Analysis. (University of Essex. Environmental Science and Technology) Verfügbar unter https://pubs.acs.org/doi/abs/10.1021/es903183r [28.12.2018].

Brähler, C. (2015): Selbstmitgefühl entwickeln. Liebevoller werden mit sich selbst. München (Scorpio).

Erstling, T. (2015): Krebs mit inneren Bildern behandeln. Selbst aktiv etwas tun. Ahlerstedt (Paraṃ), 2. Aufl.

Fox, D. (2018): Das mechanische Gehirn. *Gehirn&Geist* 10: 40–49.

Fredrickson, B. u. N. Hölsken (2013): Die Macht der Liebe. Ein neuer Blick auf das größte Gefühl. Frankfurt (Campus).

Fredrickson, B. u. U. Nuber (2011): Die Macht der guten Gefühle. Wie eine positive Haltung ihr Leben dauerhaft verändert. Frankfurt (Campus).

Germer, C. K., K. Neff u. B. K.Hölzel (2012): Achtsames Selbstmitgefühl. Wie man sich von destruktiven Gedanken und Gefühlen befreit. [2 CDs] Freiburg im Br. (Arbor).

Gilbert, P. (2011): Mitgefühl. Wie wir Mitgefühl nutzen können, um Glück und Selbstakzeptanz zu entwickeln und es uns wohl sein zu lassen. Freiburg im Br. (Arbor), 1. Aufl.

Hammer, C. (2013): Da Sein. Wege zum guten Selbstgefühl; eine Einladung für Menschen, die an Krebs erkrankt sind oder waren. Kassel (gawa).

Hammer, C. (2015): Embodiment. *Zeitschrift der deutschen Gesellschaft für Entspannungsverfahren* 32 (32): 100-103.

Hanson, R. (o. J.): Hug the monkey. Blog Just one Thing. Verfügbar unter https://www.rickhanson.net/hug-the-monkey/ [28.12.2018].

Hanson, R., R. Mendius u. C. Sadler (2013): Das Gehirn eines Buddha. Die angewandte Neurowissenschaft von Glück, Liebe und Weisheit. Freiburg im Br. (Arbor), 5. Aufl.

healthcare-in-europe.com (ed.) (2016): Vibration technology offers alternative to MRI. Verfügbar unter https://healthcare-in-europe.com/en/news/vibration-technology-offers-alternative-to-mri.html [28.12.2018].

Henderson, J. (2006): Die Erweckung des Inneren Geliebten. Ein praktisches Arbeitsbuch der Energielenkung allein und zu zweit. Bielefeld (AJZ), erw. Neuaufl.

Henderson, J. (2007): Das Buch vom Summen. Bielefeld (AJZ).

Henderson, J. (2012): Embodying Well-Being. Oder wie man sich trotz allem wohl fühlen kann. Bielefeld (AJZ), 4. Aufl.

Hüther, G. (2012): Prävention: Selbstheilungskräfte aktivieren. *Dtsch Ärzteblatt* 109 (9): A-422/B-363/C-359). Verfügbar unter https://www.aerzteblatt.de/archiv/122991/Praevention-Selbstheilungskraefte-aktivieren [04.01.2019].

Krumbholz, G. (2016): Zapchen lehrt uns, unsere Grenzen zu achten. Interview mit Bernhard Hammer. *Happinez* 5: 50.

Ladik, A. (2012): Vorstellung des körpernahen Verfahrens Zapchen somatics in der Behandlung von Traumafolgestörungen. *Zeitschrift für Psychotraumatologie Psychotherapiewissenschaft Psychologische Medizin* 10 (2): 19–30.

Levine, O. a. S. Levine (2015): The healing I took birth for. Practicing the art of compassion. San Francisco (Weiser).

Levine, S. (2018): Sein lassen. Heilung im Leben und im Sterben. Bielefeld (Kamphausen).

Li, Q. a. T. Kawada (o. J.): Healthy forest parks make healthy people: Forest environments enhance human immune function. Department of Hygiene and Public Health, Nippon Med. Verfügbar unter http://www.hphpcentral.com/research/healthy-forest-parks-make-healthy-people-forest-environments-enhance-human-immune-function [14.10.2018].

Maly, W. u. A. Maly-Samiralow (2012): Die Maly-Meditation. Wie Zuwendung heilen kann. München (Knaur MensSana).

Morrison, P. (1996): Zehn hoch. Dimensionen zwischen Quarks und Galaxien. Frankfurt a. M. (Zweitausendeins), 4. Aufl.

Müller, T. (2013): Sport hilft so gut wie Antidepressivum. Ärztezeitung App Springer Medizin. Verfügbar unter www.aerztezeitung.de/medizin/krankheiten/neuro-psychiatrische_krankheiten/depressionen/article/850155/depressionen-sport-hilft-antidepressivum.html) [04.01.2019].

Namkai, N. et al. (Hrsg.) (2012): Dzogchen, der Weg des Lichts. Sutra, Tantra und Atiyoga. Oberstdorf (Windpferd).

Neff, K. (2017): Selbstmitgefühl – Schritt für Schritt. Unter Mitarbeit von Mike Kauschke. Freiburg im Breisgau (Arbor), 3. Aufl.

Nh'ât-Hạnh, T. (1993): Ich pflanze ein Lächeln. Der Weg der Achtsamkeit. München (Goldmann), 4. Aufl.

Newberg, A. u. M. R. Waldman (2010): Der Fingerabdruck Gottes. Wie religiöse und spirituelle Erfahrungen unser Gehirn verändern. Dt. Erstausg., 1. Aufl. München (Kailash). [am. Orig. (2009): How god changes your brain. New York (Ballantine).]

Ostaseski, F. (2017): Die fünf Einladungen. Was wir vom Tod lernen können, um erfüllt zu leben. Unter Mitarbeit von Judith Elze. München (Knaur).

Pörksen, B. u. F. Schulz-von-Thun (2014): Macht der Tod Sie wütend? *ZEIT online*. Verfügbar unter https://www.zeit.de/2014/38/vergaenglichkeit-tod-schulz-von-thun-poerksen [04.01.2019].

Salzberg, S. (2014): Metta Meditation. Buddhas revolutionärer Weg zum Glück; Geborgen im Sein. Freiamt im Schwarzwald (Arbor), 5. Aufl.

Schubert, C. (2015): Psychoneuroimmunologie und Psychotherapie. Stuttgart (Schattauer), 2. Aufl.

Schubert, C. u. M. Amberger (2016): Was uns krank macht – was uns heilt. Aufbruch in eine neue Medizin: das Zusammenspiel von Körper, Geist und Seele besser verstehen. Munderfing (Fischer & Gann).

Sedlmeier, P. (2016): Die Kraft der Meditation. Was die Wissenschaft darüber weiß. Reinbek bei Hamburg (Rowohlt).

Tulku, T. u. M. Dehne (1986): Raum, Zeit und Erkenntnis. Aufbruch zur neuen Erfahrung von Welt und Wirklichkeit. Reinbek bei Hamburg (Rowohlt).

Uher, I. et al. (2018): Vibration Therapy and its influence on Health. *Bio-Medical* und *Journal of Scientific and Technical Research* (DOI: 10.26717/BJSTR.2018.06.001406). Verfügbar unter https://biomedres.us/pdfs/BJSTR.MS.ID.001406.pdf [15.09.2018].

Vlemincx, E. et al. (2010): Respiratory variability preceding and following sighs. *PubMedGov* (*Biol Psychol.* 84 (1): 82–7. DOI: 10.1016/j.biopsycho.2009.09.002. Epub 2009 Sep 8.). Verfügbar unter https://www.ncbi.nlm.nih.gov/pubmed/19744538 [19.09.2018].

Weiß, B. (2009): Zapchen somatics in der Behandlung von Traumafolgestörungen. In: T. Rode und Wildwasser Marburg (Hrsg.): Bube, Dame, König – DIS. Dissoziation als Überlebensstrategie im Geschlechterkontext. Köln (Mebes & Noak).

Weiß, B. (2019): Die Arbeit mit Diaphragmen im Zapchen. *Deutsche Zeitschrift für Osteopathie* 17: 38–42.

Winkler, M. (2018): Well-Being inmitten von allem. [Kartenset u. Begleitheft] Bielefeld (AJZ).

Yuasa, Y. (1987): The body. Toward an eastern mind-body theory. Albany, NY (State Univ. of New York Press, SUNY series in Buddhist studies).

Zehentbauer, J. (2013): Körpereigene Drogen. Garantiert ohne Nebenwirkungen. Ostfildern (Patmos), 7. Aufl.

Über die Autorin

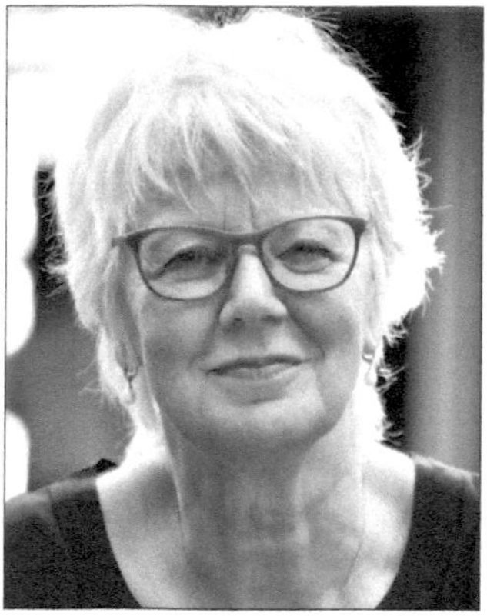

© Paavo Bläfield, www.blofield.de

Cornelia Hammer, Diplom-Psychologin, niedergelassen als tiefenpsychologisch orientierte Psychotherapeutin seit 1985; Psychologische Psychotherapeutin, Körperpsychotherapeutin, Psychoonkologin. Seit 1995 im *Zapchen*-Training bei Julie Henderson; seit 2000 eigene Unterrichtstätigkeit zu *Zapchen;* 2006 Gründung des *Zapchen Tsokpa* Instituts Kassel, zusammen mit Marlies Winkler und Dr. Bernhard Hammer.

Cornelia Hammer unterrichtet *Zapchen* in alltagsbegleitenden Übungsgruppen, Seminaren, Retreats, langjährigen Trainingsgruppen sowie auf Kongressen und Tagungen.

Kontakt: *www.zapchen-kassel.com*
www.cornelia-hammer.com